Funktionelle Pathologie in der Chirurgie

Chirurgie und Vegetatives System

Von

Dr. Christiaan van Gelderen

Vorstand der I. Chirurgischen Klinik des Städtischen
Krankenhauses „Binnen Gasthuis" Amsterdam

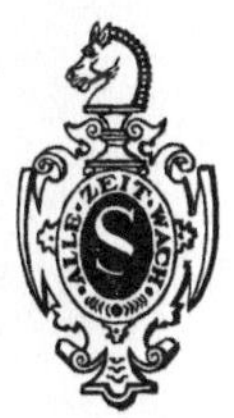

Berlin
Springer-Verlag
1943

ISBN-13 : 978-3-642-89740-5   e-ISBN-13 : 978-3-642-91597-0
DOI : 10.1007/978-3-642-91597-0

Dem Andenken

meines unvergeßlichen Lehrers

des Anatomen

Professor Dr. L. Bolk

in dankbarer Verehrung

gewidmet

Das Alte stürzt, es ändert sich die Zeit,
Und neues Leben blüht aus den Ruinen.
(Schiller.)

Vorwort.

In dieser Zeit, in welcher auf so manchem Gebiet eine Umwertung aller Werte stattfindet, schien es mir angebracht einmal zu prüfen, inwieweit dies auch für die Chirurgie zutrifft, und welche neue Errungenschaften den alten Wissensbestand ergänzen bzw. ersetzen.

Die anatomischen Befunde an Ort und Stelle der Krankheitserscheinungen waren seit alters das Ideal im Denken und Handeln der Chirurgen. Besonders damals, als die Chirurgie sich als „Pathologie externe" fast nur mit den Gliedmaßen und der Körperwand beschäftigte, war dies der Fall: die Eröffnung eines Abscesses, die Abtragung einer Geschwulst, die Einrichtung eines Knochenbruchs, die Amputation eines Gliedmaßenteils; sie genügen alle einem örtlich anzugehenden Leiden, beschäftigen sich mit handgreiflicher Pathologie. Bei der Nervennaht handelt es sich schon um einen Grenzfall. Die Chirurgie des Zentralnervensystems enthält deren mehrere. Doch auch später, als die Chirurgie die Körperhöhlen dauernd erobert hatte und dem Chirurgen kaum noch ein Organ unzugänglich war, blieb es zunächst dabei.

Die Chirurgie war auch nach wie vor fast ausschließlich destruktiv. Dies hat Lexer zur Prägung des Begriffs der orthopädischen, anatomisch-mechanischen, also ganz grob-funktionellen „Wiederherstellungschirurgie" geführt.

Der anatomische Befund an der Stelle der Beschwerden war noch immer der bearbeitete Gegenstand, dem die kausale Bedeutung anhaftete. Kranke Organe bzw. Organteile wurden weggenommen, ausgeschaltet. Bei der Entfernung von Steinen aus den Gallen- und Harnwegen ist der Zweck: Entfernung eines morphologischen Hindernisses. Wenn auch die Passage, die normale Funktion dabei wiederhergestellt wird, so handelt es sich doch immer noch um morphologische Chirurgie, keineswegs um funktionell begründete Chirurgie im nachstehend ausgeführten Sinne. Dasselbe gilt meines Erachtens von der Sorrelschen Schonung der Epiphysenlinie die in dieser sparsamsten Weise beim Kinde, wenn überhaupt, bei der Gelenkresektion dem künftigen Längenwachstum zuliebe zu beachten ist. Doch bleibt manches in der chirurgischen Pathologie unerklärt, falls man sich nur zur Heranziehung morphologischer Tat-

sachen berechtigt fühlt. Wie entstehen und vergehen die Passagestörungen nach den Ulcusoperationen des Magens? Wie kommt die
transitorische Tetanie nach Hyperparathyreoseoperationen zustande?
Weshalb ist die Sigmaresektion beim *Hirschsprung* so oft nicht von
Erfolg gekrönt? Warum braucht die steinehaltige Gallenblase bei
hämolytisch-ikterischen Patienten nicht geopfert zu werden? Wie erklärt sich manche Enttäuschung in der Kollapstherapie der Lungentuberkulose? Auf welche Weisen kann der Chirurg dem Angina pectoris
Kranken helfen und wie funktioniert der Mechanismus? Welche Wege
stehen dem Chirurgen zur Behandlung der Blutdruckerhöhung offen,
und welches sind die dabei benutzten Korrelationen? Wie erklärt sich
die Behebung gewisser Harnverhaltungsfälle mittels Nervendurchschneidung? Sämtliche obige Fragen — es handelt sich nur um eine Auswahl —
sind einer anatomischen Erklärung nicht zugänglich. Und das sei gleich
vorweg genommen, es liegt nicht an bisher unzulänglicher morphologischer Kenntnis. In der Nervenheilkunde begegnet man ganz besonders
dem Wunsche nach morphologischer Begründung pathologischer Vorgänge. Die verschiedene Heilungsaussicht der Nähte der verschiedenen
Nervenstämme ist allerdings morphologisch nicht zu verstehen. Und die
phylogenetisch bedingte Pathologie ist als solche unserem morphologischen Verständnis kaum näher gerückt: Welche geheimnisvollen
Korrelationen dahinter stecken, bleibt uns bisher verborgen. Das gilt
auch von derjenigen orthopädischen Pathologie, die mit der Erwerbung
des aufrechten Ganges in Zusammenhang gebracht wird.

Für die neuzeitliche Chirurgie ist nun das anatomische Substrat, womöglich an Ort und Stelle der Krankheitserscheinungen, nicht mehr von
so ausschließlicher Bedeutung. In mancher Hinsicht wurden dem
Chirurgen beschwerdeferne morphologische Substrate der korrelativen
Pathologie wichtig. Auch kommen Sachlagen vor, bei welchen ein
morphologisches Substrat sogar fehlt. Zu der morphologischen Pathologie ist auch in der Chirurgie die „funktionelle Pathologie" hinzugetreten. Und wenn sich der Obduzent, der ausschließliche Morphologe
als „Pathologe" bezeichnet, so scheint mir hierin doch „pars pro toto"
vorzuliegen. Ich möchte nicht falsch verstanden sein. Ein anatomisches
Substrat soll und kann meistens auch heutzutage noch das Ziel des
(chirurgischen) Pathologen sein. Doch sollte man die Kenntnis des
morphologischen Substrates nicht so sehr als unerschütterlichen Wissensbestand, als gesicherten Besitz betrachten. Das Fehlen des morphologischen Substrates ist nicht mehr unbedingt als Lücke in unserem
Wissen zu bedauern. Und im übrigen sind die Anfänge der funktionellen
Pathologie in der Chirurgie schon einige Jahrzehnte alt — allerdings vorwiegend als Anhang gleichzeitig vorhandener Morphopathologie. Die
Chirurgie hat sie nur zögernd anerkannt.

Man sollte sogar das Unerschütterliche der normalen Morphologie nicht überschätzen: funktionelle, mikroskopische Strukturen sind längst bekannt in den Verdauungsdrüsen. Es gibt jedoch auch makroskopische funktionelle Strukturen: die Falten der Dickdarmwand sind keine konstanten Gebilde. Ja sogar die grobe Magenform, wie sie röntgenologisch festgestellt wurde, ist zu einem guten Teil nur eine Erscheinungsform, die schon je nach der Körperhaltung wechselt. So hat sich die Röntgenuntersuchung, die zunächst nur eine neue morphologische Disziplin war, nicht nur der funktionellen feineren (Schleimhaut-)Strukturen angenommen. Der Röntgenologe studiert auch bei der Durchleuchtung den Funktionsablauf, und die Kymographie gestattet die Reproduktion, damit man zu jeder Zeit nachher feststellen kann, was morphologisch, was funktionell (in der Motorik) verändert ist.

Schließlich ist zu bedenken, daß menschliches Wissen nicht vollendet ist. Bis in die neueste Zeit hinein wurden anatomische Substrate aufgedeckt, wo man sie vor kurzem kaum erwartet hätte (die Knorpelknötchen der gewöhnlichen Ischias!). Dagegen wurden andererseits anerkannte morphologische Substrate hinfällig, traten Erkrankungen infolge Berichtigung unserer Kenntnisse in das Gebiet der funktionellen Pathologie über.

Aus der funktionellen Pathologie heraus sind der Chirurgie mehrfache neue Aufgaben erwachsen; allerdings sind derselben infolge funktioneller Erkenntnis auch Betätigungen entfallen. Und manches bisher morphologisch Unbegreifliche wurde seitdem richtig, funktionell erfaßt, etwa auch auf anderem chirurgischem Wege geheilt. Es ist kaum daran zu zweifeln, daß sich diese Wandlungen in Zukunft mehren werden.

Diese Ansicht durchzusetzen, dazu möchte dieses Buch, dem auch mancherorts — nicht besonders angeführte — eigene klinische Erfahrungen, bzw. Erlebnisse des Verfassers im Gebiete der allgemeinen und Neurochirurgie zugrunde liegen, beitragen.

Amsterdam, 1943.

CHR. VAN GELDEREN.

Inhaltsverzeichnis.

Einleitung.

Seit vielen Jahren hat der innere Kliniker VON BERGMANN eine Arbeitsrichtung und Anschauung vertreten, die er im letzten Jahrzehnt in seiner Monographie „Funktionelle Pathologie" als klinische Sammlung herausgegeben hat. Es gibt in der Medizin neben der althergebrachten pathologischen Anatomie eine Pathologie der Funktion, eine funktionelle Pathologie, die zwar oft neben morphologischer Pathologie einhergeht oder deren Folge ist, jedoch nicht immer. Die Medizin kennt auch Störungen der Funktion, denen anatomische Veränderungen zunächst nicht zugrundeliegen. Später können solche sich ereignen, sozusagen als morphologische Epikrise. Dabei ist keineswegs gemeint erst bei der Sektion. Doch auch die etwaige Operationspathologie, auch diese Pathologie des Lebendigen, ist immer nur anatomische Pathologie. Unter den pathologischen Anatomen war damals RÖSSLE wohl der einzige, von dem der Übergang der Funktionsstörung in eine morphologisch erfaßbare Pathologie nicht grundsätzlich abgewiesen wurde. Doch auch heute dürften manche seiner Fachgenossen sich mit diesem Gedanken noch nicht haben befreunden können. Bei der Betrachtungsweise VON BERGMANNs rückt somit die Betriebsstörung sehr in den Vordergrund, wenn es auch bei der funktionellen Pathologie gewisse, manchmal fast nebensächliche oder unerwartet entfernte morphologische Grundlagen geben kann. Für das Studium der Entstehung pathologischer Tatsachen ist das morphologische Studium somit nicht allein wichtig oder gar entscheidend. Vom Sektionsbild der tödlichen Peritonitis kann man nur wenig lernen über die Entstehung der Blinddarmentzündung, deren Folge sie war. Sollte man an der Morphologie des voll ausgebildeten Magenzwölffingerdarmgeschwürs wirklich mehr erfahren über dessen erblich-konstitutionelle, neurovegetative Herkunft? Und kann uns der Morphologe wirklich belehren über das Wesen des Megacolons, gestützt auf die Befunde an Operations- und Sektionsmaterial, dem nur die Hypertrophie, die Dehnungsgeschwüre, der Volvulus, also Terminalerscheinungen, anzusehen sind? Dementsprechend sind in der allgemeinen Chirurgie die Zeiten wohl vorüber, in denen man sich vom operativen Eingriff in erster Linie die Bestätigung der Diagnose oder die Bereicherung der Morphopathologie versprach; in der Neurochirurgie hat es bisweilen noch den Anschein. Funktionell-pathologische Leiden — einige Schulbeispiele waren Hypertonus als Funktionsverhalten, Funktionspathologie des Magendarms, örtliche und allgemeine Betriebsstörungen des Kreislaufs —

im Sinn von Bergmanns sind jedoch gar nicht nur nervöse, eingebildete Leiden, wie man diese so oft den sogenannten „organischen" Leiden gegenüberstellt. Organisch, der Name ist besonders dem Nervenarzt geläufig, heißt da sonderbarerweise „in morphologischer Organabweichung begründet"; die Bezeichnung: morphologische Pathologie Huecks dürfte weit besser zutreffen. Auch ist funktionell keineswegs hysterisch gleichzusetzen. Namentlich von den Neurologen wird im allgemeinen der Gegensatz funktionell-organisch hoch eingeschätzt; allerdings besonders in bezug auf das somatische Nervensystem, während sich die Aufhebung dieses Gegensatzes gerade im Gebiete des visceralen Nervensystems darbietet. Doch hat neuerdings von Weiszäcker — sozusagen im Einklang mit den Gedankengängen von Bergmanns und in deren Fortführung — versucht darzutun, daß organische, d. h. morphologische Pathologie schließlich die Folge psychischer Spannungen sein kann.

Die innere Medizin hat der Physiologie immer viel näher gestanden als die Chirurgie; das bekundet sich schon in der Tatsache, daß die Fachvertreter der letzteren meistens eine anatomische oder pathologisch-anatomische Vorbildung hatten, fast nie eine physiologische. So hat die Krehlsche „Pathologische Physiologie" recht zahlreiche Auflagen erlebt, ehe ein entsprechendes Werk für Chirurgen (dasjenige Rosts) erschien. Seitdem ist in chirurgischen Kreisen doch ein gewisses Interesse an der pathologischen Physiologie erwacht. Ja sogar Anklänge an die funktionelle Pathologie wurden neuerdings chirurgischerseits erörtert, unter dem Namen Chirurgie physiologique von Leriche, auch in der Notchirurgie Starlingers. Es muß ja eigentlich befremden, daß sich in demjenigen Teil der Pathologie und Heilkunst, der zum Teil aus praktischen Gründen der Chirurgie zugerechnet wird, eine funktionelle Pathologie nicht eher bewußt durchgesetzt hat.

Die Chirurgie ist nach wie vor der morphologischen Pathologie fast ausschließlich treu geblieben. Falls dort von physiologischer Pathologie die Rede ist, meint man durchweg nur die Funktionsstörungen infolge morphologischer Pathologie an Ort und Stelle. Man bedient sich — allerdings schon seit Jahrzehnten — physiologischer Funktionsbestimmungen zur Diagnostik morphologischer Leiden (z. B. Nierenfunktionsproben), sowie zur Schätzung des allgemeinen Widerstandes zu operierender Kranken (die Operationsgefährdung Rehns). Doch gab es eine programmatische funktionelle Pathologie in der Chirurgie nicht; daraus erklärt sich auch wohl das besondere Interesse der Chirurgen an anderem, d. h. namentlich an Technizismen.

Allerdings wurde wenigstens ein funktioneller Begriff — die postoperative Darmparese — schon früh von der Chirurgie anerkannt, wahrscheinlich dank der äußeren bzw. morphologischen Ursache: Abkühlung und Eintrocknen bei der Eventration und dem Hantieren sowie zugrunde liegende Peritonitis.

In diesem Zusammenhang wäre auch noch anzuführen, daß die Chirurgie gern, ja fast ausschließlich, mit ursächlichen Momenten sozusagen des Alltagslebens (mechanischen, physikalischen, infektiösen, besonders äußeren) arbeitet. Innere Ursachen (Erblichkeit, Konstitution, Rasse, Pathergie) und weniger faßbare äußere (Geographie, Klima, Jahreszeit), deren Bedeutung von keinem inneren Mediziner geleugnet wird, kommen dem durchschnittlichen Chirurgen zu mystisch vor, als daß er sie anerkennen möchte.

Schließlich vertraut sich der Chirurg gern nicht nur der anatomischen, vermeintlich absoluten Gewißheit an, sondern es liegt ihm auch viel an Forderungen wie denjenigen altbekannten Kochs in bezug auf die Anerkennung spezifischer mikrobieller Krankheitsursachen. Eine bedeutsame Funktion soll die entsprechende anatomische Unversehrtheit zur Voraussetzung haben, und auch mit derselben stets in Verlust geraten. Weniger zwingende Verknüpfung von anatomischer Grundlage und Funktion — vikarierendes Eintreten und dergleichen — mutet ihn schon ziemlich unsicher an. Sonst möchte er die Erfolge seiner Eingriffe auch auf möglichst einfache Weise, wenn angängig mechanisch, verstehen.

Vor einigen Jahren habe ich mich in holländischer Sprache[1] bemüht, die postoperative Verhaltung des Mageninhalts darzulegen, als Beispiel rein funktioneller Pathologie in der Chirurgie. Jetzt möchte ich den Versuch machen, etwas allgemeiner auf die funktionelle Pathologie in der Chirurgie einzugehen, in dem Sinne, wie von Bergmann ihr in der inneren Medizin programmatisch das Wort geredet hat. An Hand mehrerer Beispiele werde ich dartun, daß die funktionelle Pathologie in der Chirurgie eine Rolle spielt in der Pathogenese, Diagnostik, Indikation, operativen Therapie, der Nachbehandlung und in deren Erfolgen; daß sie also die gesamte Chirurgie durchdringt. Es braucht also kein Chirurg die Nase zu rümpfen über funktionelle Vorgänge, deretwegen kein vernünftiger Mensch eine Operation erwägt, und um welche der Chirurg sich eigentlich nie zu kümmern hätte.

In der nunmehr folgenden Zusammenstellung handelt es sich allerdings um Tatsachen, die den Fachkollegen meistens bekannt sein werden, zum Teil schon seit alters. Mir liegt ja nur an deren Betrachtung unter einem gemeinschaftlichen Gesichtspunkt, dem der funktionellen Pathologie. Vollständigkeit wurde keineswegs erstrebt; es handelt sich nur um einen Versuch, eine erstmalige Auswahl heterogener Beispiele in annähernd systematischer Reihenfolge. Die Einteilung des Stoffes dürfte manchmal etwas willkürlich erscheinen; sie hat dem Verfasser übrigens begreifliche Schwierigkeiten bereitet: diese entsprechen denen der inneren

---

[1] v. Gelderen: Postoperative Retentie. Scheltema & Holkema, Amsterdam 1936.

Medizin: das Ulcus duodeni rechnet man kaum zu den Darmkrankheiten, beim Asthma bronchiale (bzw. der Gicht) läßt sich darüber streiten ob man es den Lungenkrankheiten (bzw. der Nierenpathologie) zuordnen soll. So habe ich die Blutdruckkrankheit beim peripheren Kreislauf angeführt, dabei aber mehrfach Überschneidungen (Nebennieren, Hypophyse) nicht vermeiden können. Ich habe mit dem Magen angefangen, weil mir an diesem Organ zunächst die Bedeutung der funktionellen Pathologie in der Chirurgie aufging.

Wenn auch nicht jedesmal besonders erwähnt, so sind doch neben dem neuzeitlichen sonstigen Schrifttum mehrfach eigene Arbeiten mitverwertet. Gründliche Berücksichtigung des neuesten Weltschrifttums wäre durch die Kriegsverhältnisse unmöglich gewesen. Es dürfte dem Leser einleuchten, daß die funktionelle Pathologie auch in der Chirurgie, im Gegensatz zur vorwiegend analysierenden Morphologie, den Versuch einer Synthese in sich birgt. Hin und wieder bietet sich dabei die Gelegenheit, morphologische und funktionelle Pathologie einander gegenüber zu stellen, wenn auch der Gegensatz nicht prinzipiell ist.

Ich möchte nicht über mein Ziel hinausschießen: die überragende Bedeutung der pathologischen Anatomie — der morphologischen Pathologie — für die wissenschaftliche und praktische Medizin und Chirurgie sowie ihren erzieherischen Wert bezweifle ich keineswegs. Man sollte aber bedenken, daß die Sektion gar nicht so selten nicht einmal die Todesursache ausfindig macht, geschweige denn das Eintreten des Todes erklärt. Das ist besonders bei Erkrankungen, die stark funktionell-pathologisch betont sind (Hitzschlag, Zuckerkrankheit, Tetanie u. a.), der Fall. In früheren Stadien, wo der Arzt zu entsprechenden Kranken zugezogen wird, und es sich um Diagnose, Indikation und Therapie handelt, wird die Morphopathologie noch mehr im Stich lassen, wird man sich somit öfter auf funktionell-pathologische Erwägungen stützen. Die vorliegende Arbeit will nur chirurgischerseits um die Gleichberechtigung der funktionellen Pathologie mitkämpfen, die der morphologischen als ebenbürtig an die Seite zu stellen ist. Sie ist nicht nur ein provisorischer, bisher nicht zu umgehender Anhang, sondern die zur pathologischen Synthese unumgängliche Ergänzung unseres Wissensbestandes. Nicht nur der funktionellen Pathologie gegenüber findet sich in der Chirurgie die Überschätzung des Anatomischen und Technischen. Man erinnere sich des Kampfes um die vordere oder hintere Gastroenterostomie (die Nachteile haften jeder Gastroenterostomie an), oder der Vorzüge der extrapleuralen (serösen) Operation des subphrenischen Abscesses, die nur an den derselben ausschließlich zufallenden Frühfällen dargetan wurden, somit nur scheinbar bewiesen sind. Doch gibt es weitere Beispiele. Wie oft werden Gallensteine, wird eine Prostatavergrößerung — beides anatomische Befunde — operativ angegangen, während sich die Beschwerden bei funktioneller Analyse vorher als anderer Herkunft erwiesen hätten. Morphologisches Substrat ist nicht ohne weiteres gleichbedeutend mit Ursache der Beschwerden und Symptome.

Die ersten Anfänge grob-mechanischer funktioneller Chirurgie — lange bevor korrelativ geplante Eingriffe sich durchsetzten — stammen aus dem Sondergebiet der orthopädischen Chirurgie. Auch haben MAIER und BIESALSKI sie bereits als physiologische Operationen (Sehnenüberpflanzung) angezeigt. Manchmal gilt es, durch neurologische Defekte verunstaltete und auch gebrauchsunfähige Gliedmaßen besonders für den Gebrauch zu befähigen. Sinnvolle Übertragung von Sehnen sogenannter Spendermuskeln an neue Insertionen bietet dabei funktionellen Ersatz. Außerdem wird die Form (Hackenfuß usw.) gebessert. So wie die Verunstaltung die Folge des Funktionsdefektes war, ist bei der Wiederherstellung der funktionelle Ersatz primär.

Die STOFFELsche Schwächung, nicht genügend durch gelähmte Antagonisten aufgewogener Muskeln auf dem Nervenwege, gehört auch hierher. Funktionelle Korrekturen ziehen die Verbesserung der Form nach sich.

Den Anfang sonstiger funktioneller Chirurgie bildeten damals die Operationen der Schilddrüse bei der Basedowschen Krankheit.

Daß die Funktion wichtiger als die Morphologie sein kann, geht z. B. aus der Gaumenchirurgie hervor. Früher war eine lückenlose Mediannaht das höchste Ziel, das kurze Gaumensegel Nebensache, die zwar der Sprache schadete. Heute nimmt die ,,Rückverlagerungsoperation" eine vordere Nahtlücke — nachher durch Prothese zu schließen — etwa mit in Kauf, erstrebt dafür ein langes gut bewegliches Gaumensegel mit fehlerfreier Sprache. Doch auch hier handelt es sich nur um die Schätzung einer rein mechanischen, dazu ziemlich groben Funktion.

Magen. Dünndarm.

Unter den verschiedenen Formen des **Darmverschlusses** möchte ich zunächst die Bleikolik und die Darmsymptome bei der idiopathischen Porphyrie (VANOTTI) hervorheben. In beiden Fällen handelt es sich um einen spastischen Darmverschluß, um reine funktionelle Pathologie, dem ein morphologisches Substrat nicht zugrunde liegt. Keinem Chirurgen wird es einfallen, die Existenz dieser beiden „funktionellen" reinen Betriebsstörungen in Abrede zu stellen. Der Glaube an diese funktionellen Einheiten wird ihm allerdings durch die leicht erfaßliche chemische Ursache beider Erkrankungen „*das exogene Blei*", „*die endogene Porphyrie*" erleichtert.

Ich möchte hier sofort die **postoperativen Störungen der Magendarmpassage** nach den gewöhnlichen Magenoperationen angliedern. Seit Jahrzehnten hat man dafür allerhand morphologische Ursachen angeschuldigt: technische Fehler in der Form einer Klappe oder Spornbildung sowie den Arteriomesenterialverschluß, der jedenfalls morphologisch besser zu befriedigen schien als die funktionell anmutende Magenatonie. Allerdings hat REISCHAUER schon vor mehr als 10 Jahren versucht darzutun, es handle sich nur um eine und dieselbe funktionelle Passagestörung, um den spastischen Magendarmblock. Da diese Ansicht sich nicht durchgesetzt hat, habe ich sie auf statistischem Wege nachgeprüft. Die postoperative Passagestörung des Magendarms[1] nach der Resektion oder Gastroenterostomie ereignet sich fast nur bei männlichen Ulcusleidenden; sie ist im Frühling ganz besonders häufig. Das ist alles völlig unbegreiflich vom Standpunkt anatomisch-technischer Ursachen der morphologischen Pathologie. Es stützt somit die Lehre vom tetanieähnlichen spastischen Magendarmblock als zur Ulcuskonstitution gehörig und illustriert in leider oft beängstigender Weise die „vagotone" Krampfbereitschaft des Geschwürträgers. Die Leute, welche nach irgendeiner sonstigen — magenfernen — Operation von der Verhaltung des Mageninhalts befallen werden, sind ja auch ganz vorwiegend Ulcusleidende!

Da nunmehr die konstitutionell-funktionelle Ursache der postoperativen Passagestörungen dargetan ist, hat es keinen Sinn mehr — wie vorher — die ursächlich technisch zu beanstandende Magendarmverbindung durch eine zweite, neue, ersetzen zu wollen. Daran erlebte man — nunmehr begreiflicherweise — meist nur die nämlichen konstitutionell bedingten Schwierigkeiten. Wenn somit eine Relaparotomie

---

[1] v. GELDEREN: Mitt. Grenzgeb. Med. u. Chir. **44**, 1936—1937.

zur Behandlung der Magenverhaltung kaum noch einen Sinn hat — bestenfalls kann eine transitorische Jejunostomie über die Schwierig- keiten hinweghelfen — so hat sich aus der Erkenntnis der funktionellen Natur der Komplikation etwa eine medikamentöse kausale Behandlung noch nicht ergeben.

Sollte der spastische Magendarmblock, der sogar dem Kranken lebensgefährlich werden kann, den Fachkollegen dennoch zweifelhaft erscheinen, so wäre an das Bronchialasthma zu erinnern. Dessen An- fälle, für die es allerdings wohl ein Heilmittel gibt, sind ja anerkannt spastische Paroxysmen auf konstitutionell-allergischer Basis, die, wenn auch selten, so doch gleichfalls das Leben gefährden können.

Wie der hämolytische Ikterus nach der Splenektomie — allerdings genügend gebessert — dem Blutbild nach noch immer weiter besteht, die hämolytische Konstitution somit nicht geändert wurde (GÄNNSLEN), so behält auch der wegen Ulcus Magenresezierte — ungeachtet der Heilung — seine Ulcuskonstitution, und das wirkt sich in den ersten postoperativen Wochen in der Veranlagung zum spastischen Magen- darmblock aus.

Ganz abgesehen von der Tatsache, daß die pathologische Anatomie die Lehre vom Zwölffingerdarmgeschwür lange aufgehalten hat, ist es ihr auf rein morphologischem Wege gar nicht gelungen, dem Ulcus- leiden pathogenetisch beizukommen. Auch hat die mechanische Schonung mittels Diät nur wenig genützt. Dementsprechend war die Chirurgie des **Magenzwölffingerdarmgeschwürs** so lange eine Enttäuschung, als sie sich bemühte ein anatomisches rein örtliches Leiden zu beheben. Excision, anatomisch-mechanische Ausschaltung mittels Gastroentero- stomie oder Pylorusausschaltung, beugten dem Rezidiv nicht vor. Die Belassung des Geschwürs bei der sogenannten Palliativresektion MAD- LENERS wirkt sich dagegen fast immer in einer Dauerheilung aus. Genau so wie die Radikalresektion wird sie der Betriebsstörung im Werdegang des Geschwürs gerecht: durch die Entfernung der Säuresteuerungszone greift sie — zwar peripher — in den konstitutionellen allgemeinen Mechanismus der Ulcusgenese ein. Daraus ergibt sich ein schroffer Gegensatz zur Krebsresektion des Magens, die offensichtlich rein direkt- anatomisch einem zunächst örtlichen Leiden durch dessen Entfernung gerecht wird: morphologisch begründete Operation. Der Ulcusleidende wird geheilt auch bei Hinterlassung seines (kardianahen) Geschwürs, falls nur genügend viel von einer anderen, allerdings benachbarten (der steuernden) Magenpartie in Wegfall gerät. Allerdings befinden sich zahlreiche Geschwüre in derselben Magenregion, die als korrelativ-funk- tionell wichtige Steuerungszone zu entfernen ist.

Wenn ich hier den Krebs als rein örtliches Leiden ohne funktionellen Hintergrund anführe, so bin ich mir der immer wieder aufkommenden

serodiagnostischen Versuche — eine Bedeutung ist ihnen nicht abzusprechen — bewußt. Dabei handelt es sich immer nur um humorale
Allgemeinsymptome infolge des örtlichen Krebses. Beim Ulcus dagegen
liegt eine örtliche Manifestation infolge einer allgemeinen (vegetativ-
anomalen) Konstitution vor.

Für den **Cardiospasmus** wurden mehrere Operationen ausgearbeitet.
Zunächst gab es eine Durchtrennung der zirkulären glatten Muskulatur
(HELLER); wohl wenige haben dabei den Eindruck einer Verdickung,
Hypertrophie, erhalten. Eigentlich sollte schon daraus die Frage erwachsen sein, ob die Muskeldurchtrennung wirklich erforderlich war.
Eine Analogie mit dem Säuglingspyloro,,spasmus" — tatsächlich Hypertrophie — liegt nicht vor! Seitdem schlug HEYROWSKI eine sehr große
Operation, die Ösophago-gastro-Anastomose vor. Dabei — so will mir
scheinen — wurde doch ein wenig mit Kanonen auf Spatzen geschossen
und dem Spasmus (der Achalasie) des nicht-hypertrophischen Kardia-
sphincters zu viel technische Ehre und zu wenig kausale Erkenntnis
bezeugt.

In letzter Zeit hat GASK den Cardiospasmus durch bewußte Entnervung der Kardia ohne Eingriff am Sphincter geheilt. Seitdem leuchtet
ein, daß bei der Sphincterdurchtrennung die vorangehende Skeletierung
der Kardia als unbewußte Denervation vielleicht die Hauptsache war.
Beim Cardiospasmus liegt somit anscheinend eine Betriebsstörung vor,
die durch einen funktionellen Eingriff am Nervensystem beseitigt
werden kann.

Bei der **Darminvagination** des Erwachsenen findet man meist eine
handgreifliche Ursache; eine Geschwulst, mag sie nun gutartig oder
bösartig sein, geht voran. Der Hergang der Einscheidung ist unserem
Verständnis deutlich. Die normale Peristaltik hat bei der Einscheidung
statt des Darminhaltes die Geschwulst ergriffen und mit derselben den
inneren Darm weiter befördert. Die Herkunft der ursächlichen Geschwulst — von der man ja nichts weiß — beanstandet kein Chirurg.

Zur Erklärung einer Erwachsenen-Invagination braucht man somit
keiner besonderen Reaktionslage des Darms; einen Saisongipfel derartiger Invaginationen gibt es nicht.

Völlig anders liegt die Sache bei den Invaginationen der Säuglinge,
die eigentlich nie eine morphologische Ursache haben: eine Geschwulst
fehlt immer. Da bleibt kaum anderes übrig, als abnorme Darmperi-
staltik, vielleicht sogar Spasmen haftbar zu machen. Agonale Invaginationen kennt man ja vom Sektionstisch her: keiner zweifelt daran,
daß in der Agone eine abnorme Reaktionslage der Darmmuskulatur
vorliegen könnte. Außerdem kann man im Experiment mittels Physo-
stigmin Invaginationen erzeugen. Gibt es nun Tatsachen die imstande
sind die abnorme Reaktionslage der glatten Muskeln als Ursache des

eingescheideten Säuglingsdarms auch sonst glaubwürdiger zu gestalten? Ja, gewiß. Wie KIRSCH bewiesen hat, ereignen sich die Säuglingsinvaginationen ganz besonders im Frühling, in den tetaniereichen Monaten des Jahres. Daß Knaben bevorzugt sind, wußte man schon länger. Nach Analogie will mir die zu Spasmen (und Einscheidungen) führende Reaktionslage des Säuglingsdarms doch einigermaßen erläutert erscheinen. Invagination, Infarzierung, Nekrose sind die Folge.

Nebenbei sei bemerkt, daß Spasmen (keine Hypertrophie) im allgemeinen saisonbedingt sein können: Gallen- und Nierensteinkoliken! Eine Hypertrophie — so z. B. die angeborene Pylorushypertrophie („Pylorospasmus") der Säuglinge — hat keinen jahreszeitlich bedingten Gipfel wie ich feststellen konnte.

Es heißt in der Operationslehre so und soviel könne vom Darm geopfert werden ohne das Leben zu gefährden. Die Schätzung wechselt allerdings und daraus möchte ich schließen, die Länge des anatomischen Darmverlustes sei nicht das letzte Wort, andere zum Teil auch körpereigene Faktoren spielen anscheinend mit. Einer frischen Cöcostomie oder unteren Ileostomie entfließt dünnflüssiger Inhalt. Nach einigen Monaten kommen aus derselben geformte oder zunächst breiige Faeces hervor: der Dünndarm hat dann sozusagen umgelernt. Dem anatomischen Darmverlust entspricht dann kaum noch ein funktioneller Verlust, der zunächst tatsächlich vorgelegen hatte.

Es gibt mehrere normale Organe und pathologische Gebilde, an denen sich eine Torsion, ein Volvulus ereignen kann: Milz, Netz, Hoden, Adnextumor, Megasigmoid u. a. Allen gemeinschaftlich ist der mehr oder weniger schmale Stiel, der auch die Gefäße führt. Eine kurze Sigmaschlinge mit kurzem Mesosigma wird nicht vom Volvulus betroffen. Es gibt mehrere Auffassungen über die Entstehung und Progression der Stieldrehung: kaum wundert es, daß auch äußere Ursachen — Stoß, Fall, plötzliche Körperbewegung oder deren überstürzte Beendigung — angeschuldigt werden. Rhythmische Rumpfdrehungen hat man auch für die fortschreitende Torquierung als Erklärung herangezogen. Doch gab es auch schon länger die PAYRsche Auffassung, nach der die Ursache im Körperinneren — in den Pulswellen, zu suchen sei. Eine endogene periodische Funktion wurde somit der äußeren mechanischen Ursache gegenüber gestellt.

Gehirn. Hypophyse.

In der Lehre vom **Hirndruck** gibt es neuerdings ein Sonderkapitel: den Hirndruck ohne Hirntumor. Einem der Pioniere der Hirnchirurgie, DANDY, war es aufgefallen, daß es bisweilen unzweifelhaften Hirndruck gibt, dem eine Hirngeschwulst nicht zugrunde liegt. Er gründet dies zunächst auf den in solchen Fällen erhobenen, völlig normalen ventri-

kulographischen Befund, der seines Erachtens eine Geschwulst ausschließt. Dem wird nicht jeder eine so unerschütterliche Beweiskraft
beimessen. Es bleibt immer noch die jahrelange Überlebungsdauer der
diesbezüglichen Patienten DANDYS, falls nur eine Entlastungstrepanation
stattfand. Die Dekompression ermöglicht dem betreffenden Patienten
nunmehr Druckkrisen beschwerdefrei durchzukommen. Solche Patienten
— es sind vorwiegend junge weibliche Personen — sind besonders
beachtenswert durch den spontanen, schnellen, schroffen Wechsel des
Zustandes an der Entlastungstrepanation (Eindellung — Vorwölbung),
den sich DANDY — wohl richtig — nur als Folge vasomotorischer
Aktivität denken kann. Eine so schnell im Effekt wechselnde morphologische Ursache ist kaum denkbar. Jedenfalls soll hier entlastet (trepaniert) werden, um die optische Funktion zu schützen.

Während heute in der allgemeinen Chirurgie die Adhäsionen zunehmend ziemlich skeptisch betrachtet werden, erfreuen sie sich in der
Neurochirurgie besonderer Anerkennung in der Form der chronischen
Arachnoiditis, die jedenfalls als morphologisch gesichert anmutet, an
der man jedoch leicht vorübergeht, falls sich daneben z. B. eine Geschwulst vorfindet. Es fragt sich inwieweit hinter einer Arachnoiditis
der hinteren Schädelgrube als mutmaßliche Ursache der Druckerhöhung
die DANDYsche Vasomotorik steckt. Ebenfalls sind es jugendliche weibliche Personen bei denen Papillenödem ohne Hirndruck als vorübergehende Erscheinung unbekannter Ätiologie besonders vorkommt.
Könnte dabei nicht auch anormale Vasomotorenreaktion eine ursächliche Rolle spielen?

Die Anwesenheit eines Hirnneoplasmas wirkt sich — die Kenntnis
verdanken wir WALTER — in einer örtlichen Änderung der normalen
elektrischen Aktivität des Hirngewebes aus (wenig frequente Hirnpotentiale). Dieselben Veränderungen bringt jedoch auch der Hirndruck, z. B. arachnoiditischer Herkunft, hervor. Diese trägen Hirnpotentiale sind dann anscheinend nicht anatomisch bedingt. Hirnkammerentleerung mittels Punktion ändert wenig an der abnormen
elektrischen Aktivität. Osmotische Entwässerung dagegen ist sehr wirksam. Daraus ergibt sich die Folgerung, daß anscheinend die Hirnschwellung — das Ödem — also ein höchstens sehr flüchtiges anatomisches Substrat, der Geschwulst im Effekt gleichkommt, bzw. an
den Geschwulstsymptomen beteiligt ist; gehen auch oft nicht nur die
klinischen Allgemeinsymptome, sondern auch die örtlichen nach osmotischer Entwässerung zurück! Dann hat die morphologische Geschwulst
die Herdsymptome anscheinend nur mittels des peritumoralen flüchtigen
Ödems verursacht, also mittels einer kaum mehr als morphologisch anzusprechenden Komplikation. Es sei hier noch einmal ausdrücklich betont, daß mit der Elektrencephalographie funktionelle Pathologie in

neuem Gewande in die neurologische Diagnostik eingeführt wird; ihre sonstigen neuzeitlichen Bereicherungen (Ventriculographie, Angiographie) waren rein morphologisch.

Wenn bei einem Neugeborenen irgend eine sogenannte **Spina bifida** vorliegt, denkt wohl die Mehrzahl der Chirurgen, die Natur habe vergessen das Rückenmark, die Häute oder wenigstens die Wirbelbogen zu schließen. Wenn er nunmehr diesen Verschluß operativ nachholt, so staunt er oft über den nachfolgenden Hydrocephalus, der jedoch keineswegs immer zustande kommt. Rein morphologisch ist dies kaum zu verstehen. Man hat vorgeschlagen den Meningensack nicht abzutragen, sondern gefältelt zu begraben. Doch geht es oft auch ohne Befolgung dieses Rates gut und mit Fältelung dürfte der Hydrocephalus nicht sicher vermieden werden. Hier setzt nun die funktionelle Betrachtung ein. Manchmal zeigt die Punktion des Meningensacks (oder auch eines Hirnventrikels) einen erhöhten Sekretionsdruck des Liquors an: da war die Spina bifida nur eine Art Sicherheitsventil zur Verhütung der Liquorstauung bzw. des Hydrocephalus, vor welchem — im entsprechenden Falle — keine Spina bifida-Operation mit Sicherheit schützt. Beim Hydrocephalus befindet sich zuviel Liquor in den Hirnkammern oder auch außerhalb des Gehirns. Man hat versucht dem abzuhelfen durch Dränage dieses Liquors: hierfür kamen Balkenstich, neuerdings Ventrikulostomie, Ureteranastomose und Aquäduktdränage zur anatomischmechanischen Behebung der Stauung in Betracht. Es gibt jedoch auch andere Wege, funktionell begründet, die bezwecken, die Liquorproduktion herabzusetzen: Röntgenbestrahlung des Chorioidealplexus, Exstirpation desselben durch offene Operation oder ventrikuloskopische Koagulation (vgl. Dandy-Koebcke).

Die Anweisung zum Eingriff bei der gewöhnlichen **Hypophysengeschwulst** — dem chromophoben Adenom — wird von der Beeinträchtigung des Sehvermögens geliefert. Und die in etwa $^2/_3$ der Fälle erfreulichen Erfolge mißt Henderson bei der Nachprüfung des riesigen Materials Cushings ausschließlich am optischen Resultat. Beides, Indikation und Wertung der Operationserfolge sind dabei rein morphologisch begründet, handelt es sich doch um den mechanischen Druck auf die Sehnerven bzw. das Chiasma.

Dennoch befaßt sich die Hypophysenchirurgie nebenbei, und bisweilen allein auch mit funktioneller Pathologie. Die Amenorrhöe, die Impotenz infolge des Hypophysenadenoms verschwindet bisweilen: der von der Hypophysis gesteuerte hormonale Sexualmechanismus stellt sich wieder her, und zwar ohne daß am Genitalapparat morphologisch etwas vorgenommen wurde. Zu dem direkt morphologisch begründeten optischen Erfolg gesellt sich somit ein anderer aus dem Gebiete der funktionellen (hormonalen) Pathologie (Starr und Davis).

Nebenbei bemerkt: Bisweilen wird die Hypophyse erfolgreich angegangen zur Behebung vorliegender Störungen des (Mineral-) Stoffwechsels. Auch dann arbeitet der Chirurg im Gebiete der funktionellen Pathologie: Der Schwellenwert der Nieren wird auf hormonalem Wege günstig beeinflußt usw.

Auch die gelegentliche Minderung akromegaler Symptome nach — auf Grund übrigens seltener optischer Erscheinungen — beim Akromegalen ausgeführter Hypophysenoperation ist ein Beispiel korrelativer, funktioneller Pathologie (Heilung).

Wir werden der Hypophyse bzw. dem gonadotropen Hormon noch oft weiter unten begegnen, beim Stoffwechsel, bei den Geschlechtsorganen.

Schilddrüse. Herz.

Die Heilung der **Basedowschen Erkrankung** durch eine Schilddrüsenoperation ist altbekannt; deshalb wird sie hier nur ganz kurz gestreift, wenn sie auch völlig in das Gebiet der funktionellen Pathologie gehört. Verschwinden bzw. verringern sich doch nach der Strumektomie auch sämtliche organfernen Betriebsstörungen: Tachykardie, Diarrhöe, gejagtes Wesen, Erhöhung des Grundstoffwechsels usw., die augenscheinlich zum sympathischen Nervensystem hinüberleiten.

Der EPPINGER und HESSSchen Vagotonie als erstem Versuch einer programmatischen visceralen Neurologie wurde die Basedowsche Erkrankung als Beispiel einer Sympathicotonie bald gegenübergestellt. Dennoch handelt es sich dabei keineswegs um universell-sympathicotone Erscheinungen. Darin mag es begründet sein — auch gibt es anatomisch-technische Schwierigkeiten —, daß sich neben der Strumektomie ein erfolgreicher Eingriff am autonomen Nervensystem, ungeachtet diesbezüglicher Versuche, nicht hat behaupten können.

Die noch nicht völlig geklärte Bedeutung des Jods für die Schilddrüsenpathologie (Thyroxin — Dijodthyrosin) wurde dennoch für die Chirurgie wichtig.

Ob die PLUMMERsche Jodmedikation jedoch nur eine einmalige Remission bewirkt oder zunächst, ungeachtet etwaiger Spontanremissionen, auf einem niedrigeren Niveau in bezug auf Stoffwechsel und Puls einreguliert, bleibe dahingestellt. Jedenfalls bessert sie die Operationsaussicht, indem sie in der Schilddrüse auch morphologische Veränderungen bewirkt: sie fühlt sich bei der Operation straffer an. Hier bedient sich der Chirurg einer vorübergehenden Betriebseinregulierung auf morphologischer Grundlage.

Das Vitamin A wirkt anscheinend zunächst der hyperthyreotischen Leberschädigung entgegen.

Seit über 100 Jahren weiß man, daß zur Basedowschen Krankheit als Augensymptom u. a. der Exophthalmus gehört. Wenn auch seine

Genese nicht restlos geklärt ist, soviel ist doch sicher, daß die Hyperthyreose mit dem Exophthalmus eng zusammenhängt. Und dementsprechend verschwindet er meist, wenn auch nicht stets sofort, nach operativer Beseitigung der Hyperthyreose, d. h. nach ausgiebiger Verkleinerung der Schilddrüse, sei diese nun tatsächlich vergrößert oder nur der Sitz verstärkter Funktion gewesen. Der Erfolg, dem Exophthalmus gegenüber, wurde somit auf korrelativem Wege erreicht; die Schilddrüsenfunktion wurde in Angriff genommen. Erst in den letzten Jahren wurde ein konkurrierendes Verfahren der direkten anatomischen Beseitigung des Exophthalmus gemeldet. Meistens ist die historische Reihenfolge der Behandlungsarten die umgekehrte: das direkte — manchmal symptomatische — Verfahren ist dann das ältere. Für die wenigen Fälle, in denen der Exophthalmus nach der Halsoperation nicht verschwindet oder sich sogar noch verschlimmert, droht die Gefahr der Ophthalmie und des Verlustes des nicht mehr von den Augenlidern geschützten Bulbus. Da kann eine innere Dekompression der Orbita nach der Schädelhöhle und Temporalgrube hin vorgenommen werden (NAFFZIGER).

Das postoperative Myxödem (Hypothyreose) als erste chirurgische unerwünschte Funktionsstörung, war einst das Fundament, auf dem sich einmal die moderne Endokrinologie und sonstige Korrelationspathologie erheben sollte.

In den letzten Jahrzehnten erlebt der Chirurg kaum je nach seinen Schilddrüsenoperationen eine nicht beabsichtigte Hypothyreose, ein Myxödem. Das von ihm absichtlich hinterlassene Schilddrüsengewebe ist fraglos funktionstüchtig.

Dies ist nicht der Fall nach der Röntgenbestrahlung der Basedowstruma: alles Schilddrüsengewebe wird dabei gleichmäßig geschädigt. Dabei wird nicht stets nur das funktionelle Zuviel ausgemerzt, sondern hier und da eine endgültige Unterfunktion geschaffen. Ein lebenslänglicher medikamentöser Ersatz ist da unumgänglich.

Übrigens war die Chirurgie der Schilddrüse wohl das erste Beispiel der durch Operation auf korrelativem Wege erzielten Heilung funktioneller Leiden; der Tachykardie usw. Sind doch die Fundamente der korrelativen funktionellen Pathologie überhaupt durch die Schilddrüsenchirurgie KOCHERS gelegt. Neulich hat sich hieraus eine funktionelle Chirurgie Herzleidender entwickelt. Sie steht in schroffem Gegensatz zu den intrakardialen Eingriffen (Valvulotomie), die bei der Mitralstenose als Ursache von Kreislaufschwierigkeiten vorgeschlagen wurde, deren praktische Erfolge jedoch zunächst wenig befriedigend sind.

Die **Angina pectoris, die Coronarinsuffizienz**, ist ein Schmerz infolge der Anoxie des Herzmuskels. Daran kann örtliche Sklerose, etwa in Verbindung mit Gefäßspasmen schuld sein, allerdings im Zusammenhang mit für den Kranken individuell bzw. akzidentell zu großen an das Herz gestellten Anforderungen, also eine Betriebsstörung, der eine allein genügende morphologische Ursache kaum je zugrunde liegt. Der chirurgische Versuch, mittels Sympathicusoperation den Schmerz als das bedeutsame Warnungssignal der herannahenden Gefahr allein zu beheben (die Novokainisation des Ggl. stellatum behebt ja augenblicklich den anginösen Anfall), erwähne ich nur ganz kurz, weil anscheinend unlogisch, verfehlt. Doch steckt hinter der Sympathicusoperation wohl noch etwas ganz anderes: d. h. die Unterbrechung eines vasokonstriktorischen Reflexbogens (LERICHE). Das könnte diese Operation berechtigen, wenigstens für diejenigen Fälle, in denen die spastische Komponente das Übergewicht hat, der funktionell-pathologische Anteil somit überwiegt.

Es bleiben noch zwei chirurgische Behandlungsweisen. Die erstere will der sklerotischen Enge der Coronarstrombahn abhelfen. Durch Muskel-(Pectoralis-) oder Netzaufpflanzung auf den angefrischten Herzmuskel werden dem Herzen (BECK, SHAUGHNESSY) neue arterielle Zuflüsse erschlossen: es handelt sich bei dieser Revaskularisation eigentlich um eine anatomische Beseitigung der Coronarstrombahnenge. Nach einer erfolgreichen Basedowstrumektomie bessert sich oft eine schwere Herzstörung, die vielleicht schon an der Grenze der Dekompensation war, indem das kranke Herz keinen übernormalen Anforderungen mehr zu genügen braucht. Das hat wohl dazu veranlaßt, auch ohne Basedow auf dem Wege einer Schilddrüsenoperation Herzleidenden nützen zu wollen. Die zweite Methode nun bezweckt die dem Herzen, sowie dem Coronarkreislauf gestellten Anforderungen herabzusetzen. Sie tut dies mittels der totalen Schilddrüsenentfernung. Wenn dieses zweite Verfahren die körperliche Aktivität (auch den Grundstoffwechsel) auf ein niedrigeres Niveau, dem der Herzmuskel schmerzfrei genügen kann, herabdrückt, so handelt es sich bei diesem weniger sympathischen Vorgehen um die chirurgische Neuordnung einer lebensgefährlichen Betriebsstörung. Auf demselben Wege können auch Erfolge bei der gewöhnlichen Dekompensation gezeitigt werden.

Die **Kreislaufdekompensation** dürfte für den Chirurgen immerhin meist nur die Bedeutung einer (vorläufigen) Kontraindikation haben. Doch ist dem nicht immer so. Es gibt allerdings seltene Fälle sogar kardialer Dekompensation in denen ein chirurgischer Eingriff nicht nur gestattet, sondern sogar indiziert ist, da nur auf diesem Wege dem Kranken geholfen werden kann: ich meine diejenigen Patienten, deren Herzdekompensation durch ein arteriovenöses Aneurysma großer Gefäßstämme verschuldet ist. Solch ein Aneurysma beschleunigt den Kreislauf derart, daß sich daraus Herzhypertrophie, schließlich Erweiterung und Versagen ergibt. Hier ist auch in hoffnungslosestem Zustande zu operieren, die arteriovenöse Fistel zu beheben: schlagartig bessert, beruhigt sich der Kreislauf und der pathologische Befund am Herzen bildet sich weitgehend zurück.

Einen ähnlichen Zweck verfolgt die Ligatur des Ductus Botalli; dieses Überbleibsel des fetalen Lebens ist eigentlich auch eine arteriovenöse Fistel. Von deren operativem Verschluß erhofft man sich eine Besserung des Kreislaufs. Die Rückbildung der orthodiagraphischen Herzvergrößerung kommt wohl meist zustande; der normalisierte Kreislauf dürfte jedoch das unternormale Wachstum kaum wieder voll gutmachen.

Bisweilen verspricht sich die Chirurgie einen Nutzen von der Einregelung der Lebensvorgänge auf einem vorübergehend erhöhten Niveau, so z. B. zur Verhütung der Thrombosen. Sie erreicht es mittels der Darreichung thyreotropen Hormons (hypophysärer Herkunft), dem eine prompte Aktivierung, auch des Kreislaufs, folgt (REHN). Die Schilddrüse hat somit in mehrfacher Hinsicht funktioneller Pathologie in der Chirurgie zur Berechtigung verholfen. Für die Chirurgie hat das Elektrokardiogramm keine überragende Bedeutung, sagt es doch über die Herzleistung nichts aus. Im Rahmen der präoperativen Untersuchung des Kreislaufs hat es jedoch seinen Wert, da es durch die klinische Untersuchung allein nicht erfaßte Myokardschäden aufdeckt. Soweit diese nicht sonst (spontan) reversibel sind (bei Prostatikern, Gelbsüchtigen), legen sie die Digitalisierung nahe.

Auch differentialdiagnostischen Wert hat die Elektrokardiographie für den Chirurgen. Schwere Angina pectoris und Herzinfarkt können klinisch so sehr zunächst als akute chirurgische Oberbaucherkrankungen imponieren, daß nur ein Elektrokardiogramm imstande ist, sofort die diagnostische Entscheidung herbeizuführen. Der Chirurg sollte somit nicht verständnislos an der elektrischen Parallelerscheinung der Herzfunktion vorübergehen.

Nebenschilddrüsen. Thymus.

Wir verdanken MANDL, HUNTER und anderen die Erkenntnis, daß die generalisierte **Ostitis fibrosa cystica** und deren Spontanbrüche einer Hyperparathyreose entstammen. Hyperparathyreotische Knochenpathologie wurde auch im Tierversuch reproduziert (BODANSKY). Die operative Entfernung hypertrophischer oder geschwülstiger Nebenschilddrüsen heilt die allgemeine Knochenerkrankung, fördert auch die Heilung der etwaigen Knochenbrüche, an denen sie gar nicht angreift, auf dem Wege der Korrelation mittels hormonaler Funktion. Im Gefolge solcher Nebenschilddrüsenentfernung ist ein Tetanieausbruch keineswegs selten.

Wer nach einer Strumektomie eine Tetanie erlebt, hat als gewissenhafter Chirurg wohl oft recht mit dem Selbstvorwurf, er habe die Epithel-

körperchen oder deren Gefäße geschädigt. Er habe jedenfalls einen,
vielleicht dauerhaften, morphologischen Schaden herbeigeführt. Es
könnte sich allerdings um eine vorübergehende, etwa funktionelle Gefäß-
störung handeln. Ganz anders liegt die Sache jedoch nach der oben
erwähnten Parathyreoidektomie, die sich ohnedies als erfolgreich er-
weisen wird. Auch hier liegt dem morphologisch eingestellten Chirurgen
der Selbstvorwurf nahe, er habe zuviel Nebenschilddrüsengewebe geopfert, es sei zu wenig zurückgeblieben. Dennoch braucht dies nicht zu-
zutreffen, und es trifft bei der Hyperparathyreose auch meistens wohl
nicht zu. Sobald das kalkverarmte Skelet durch die Operation vom
Hyperparathyreoidismus befreit ist, reißt es zur Befriedigung seines
Kalkhungers allen überhaupt erreichbaren Kalk an sich (somit besonders
den im Blut kreisenden). Das ergibt sich aus Phosphatasebestimmungen.
Es resultiert eine kalziprive, jedoch nicht hyperparathyreoprive Tetanie.
Große vorübergehende Kalkgaben überwinden diese Tetanie infolge einer
chemischen Betriebsstörung. Der Chirurg konstruiert sich somit ein
anatomisches, von ihm vermeintlich verschuldetes Substrat, wo dieses
gar nicht vorhanden war und nur ein funktionell-pathologisches Geschehen vorlag. Dementsprechend sind Parathormone, A T 10 oder gar
eine Nebenschilddrüsenüberpflanzung nicht angebracht (CHURCHILL u.
COPE).

(Über Nierensteine bei Hyperparathyreose vgl. an anderer Stelle.)

Kürzlich hat LERICHE mittels Sympathicusoperation beabsichtigt, zur
Heilung der **Tetanie** geschädigte Nebenschilddrüsen wieder zu aktivieren.

Über Versuche ist die Nebenschilddrüsenexstirpation zur Behandlung
der **RAYNAUDschen Erkrankung,** der Sklerodermie und der ankylosieren
den Polyarthritis nicht hinausgekommen.

Von der Überpflanzung eines einer Hyperparathyreoseoperation ent-
stammenden Nebenschilddrüsenadenoms könnte man sich einen Erfolg
erhoffen bei der Behandlung der **parathyreopriven Tetanie,** etwa nach aus-
giebigster Basedowstrumektomie.

Der **Thymus** hat in der Chirurgie eine mehrfache Bedeutung. Zunächst
sollen sich beim hyperplastischen Organ unerwartete Unglücksfälle
(Exitus) ergeben, die sonst unerklärlich wären. Mit dem Obduktions-
befund einer großen Thymusdrüse ist mancher Kliniker morphologisch
befriedigt und sein Gewissen beruhigt. Dennoch sollte er sich eigentlich
nicht darüber wundern, daß nach einem plötzlichen Todesfall der Thymus
nicht von Atrophie betroffen gefunden wird. Auch hat ein durch seine
Thymusforschung hochverdienter (immerhin anatomischer) Forscher wie
HAMMAR sich von dem lebensgefährlichen Status Thymicus nicht über-
zeugen können. Doch auch sonst könnten bei plötzlichen Todesfällen
Anaphylaxie und verwandte Erscheinungen als Ursache wohl wahrschein-
licher sein.

In letzter Zeit ist man nunmehr anscheinend mit dem Thymusstudium bedeutend weiter gekommen. BOMSKOV will die Existenz eines Thymushormons u. a. mit kontrainsulärer Wirkung dargetan haben. Außerdem sollen Wachstumshormon und diabetogenes Hormon der Hypophysis untrennbar, und zwar ein einziges thymotropes Hormon sein. Plötzliche „Thymustodesfälle" könnten dementsprechend durch Herzmuskelglykogenschwund verursacht sein. Dem wären vielleicht funtionell-chirurgische Ausblicke zu entnehmen.

Die Verknüpfung des Thymus mit dem Allgemeinwachstum sowie mit der Ausbildung des Skelets — übrigens noch nicht scharf umrissen — hat bisher keine chirurgische Bedeutung bekommen; etwas besser steht es mit den Beziehungen zur Basedowstruma. Auf welche Weise dem Basedow durch die Mitentfernung eines hyperplastischen Thymus genützt wird, war bis vor kurzem nicht ersichtlich. An der Tatsache war jedoch kaum zu zweifeln. Die klinischen Beobachtungen VON HABERERS zeigten, daß die Operationssterblichkeit des Basedow sich nur beim Status thymicus ereignete. Deswegen wurde zur Thymektomie bzw. zur nachträglichen Thymusbestrahlung geraten. Neuerdings scheint mir angesichts des Thymushormons die Rolle des Thymus beim Basedow sowie bei den postoperativen Krisen (Delirium cordis) doch einigermaßen verständlich geworden. Entsprechendes gilt von der Basedowthymektomie nach erfolgloser -strumektomie. Es bleiben noch die Thymusgeschwülste. Die schwere Myasthenie geht ja oft neben Thymuspathologie einher; ob dabei Hyper-, Hypo- oder Dysfunktion vorliegt, bleibe dahingestellt. Doch dürfte feststehen, daß die Entfernung einer Thymusgeschwulst mehrfach die Myasthenie gebessert hat (SAUERBRUCH) und daß die Überpflanzung jugendlichen Thymusgewebes auf ältere Tiere bei letzteren myasthenische Symptome hervorrufen kann. Jedenfalls wird die Myasthenie fast augenblicklich, doch nur vorübergehend durch Prostigmininjektionen behoben. Es handelt sich um ein Mittel mit acetylcholinartiger (fördernder) Wirkung, mit parasympathico-mimetischem Effekt also, das sich auch sonst bei der Darm- und Blasenparese wenn auch nicht mit so elektiver Wirkung als solches bewährt hat. Gestützt auf diese Tatsache läßt sich der Thymus jedoch nicht etwa im Gegensatz zur Schilddrüse dem parasympathischen Komplex des vegetativen Systems zuordnen.

Lungen. Atmung.

Die Chirurgie hat sich mit der **Atmung** im allgemeinen nur in ganz grobem Sinne beschäftigt. Bei einem Atmungsstillstande bedarf man der künstlichen Atmung, neuerdings auch zeitlich unbeschränkt im DRINKER-Apparat mit Elektromotorantrieb. Die Überdruck- und

Unterdruckverfahren der Lungenchirurgie werden allerdings auch einer (allerdings grobmechanischen) Funktion gerecht. Man denke weiter an den offenen oder geschlossenen Pneumothorax, an die richtige Stabilisation des Mittelfells, der man neuerdings auch in der Behandlung des massiven Lungenkollapses mit Lufteinfüllung wieder begegnet. Doch auch hier beginnt Funktionelles durchzudringen.

Der Mensch bedarf zum Leben nicht nur des Sauerstoffs in der Außenluft, sondern auch einer ausreichenden Lungenoberfläche zum Gasaustausch sowie einer genügenden Blutmenge für den Transport. Nicht der reine Sauerstoff ist für Wiederbelebungsversuche ideal. Wenn auch der Organismus den Sauerstoff braucht, so ist doch nicht in erster Linie sein Fehlen, sondern die Anwesenheit der Kohlensäure der physiologische Atmungsreiz. Auch im Schock verwendet man deshalb die CO_2-O_2-Atmung. Zwar ist der Reiz der Kohlensäure auf das Atmungszentrum nicht die einzige Grundlage der reflektorischen Atmungssteuerung. Physikalische und chemische Reize des Carotissinus spielen dabei mit, wie ihnen auch eine bedeutsame Rolle bei der Regulierung des Kreislaufs zukommt (vgl. daselbst).

Vor etwa 20 Jahren hat GRAHAM die Bedeutung der respiratorischen Oberfläche dargetan. Man soll keine (offene) Dränage eines Brustfellempyems vornehmen, so lange die noch vorhandene Lungenentzündung die respiratorische Oberfläche an sich einengt. Neuerdings erwuchs die Forderung, bei in Aussicht zu nehmender großer Thorakoplastik (oder Lungenlappenexstirpation), die Atmung (Vitalkapazität) nicht dauernd vorher durch den therapeutischen Versuch einer Phrenicusausdrehung zu schädigen. Ihr zu prüfender Heilwert sei (ALEXANDER) nur auf temporärem Wege zu versuchen. Nur dann steht nichts dem nachher etwa erforderlichen Maß der Thorakoplastik im Wege. In demselben Sinn einer funktionellen Vorprüfung ist auch der Pneumothorax zu bewerten, der einer Lobektomie oder Pneumonektomie zunächst nur aus technischem Grunde vorausgeschickt wurde.

Die einfache Bestimmung der Vitalkapazität, die nach dem Eingriff nicht unter einen Grenzwert gesunken sein soll, genügt nicht. Neuerdings bietet die KNIPPINGsche spirographische Lungenuntersuchung weit bessere Hinweise und Anzeigen, die namentlich für die Dosierung reversibler Kollapsmaßnahmen (Pneumothorax) wichtig sind. Doch zeigt sie auch gegebenenfalls Unzulänglichkeiten einer stattgehabten Plastik, die einer Korrektur bedürfen, an. Die Spirographie mißt (registriert) neben der Vitalkapazität u. a. die Sauerstoffmenge die der Organismus zurückbehält, verbraucht, bei Sauerstoff- und bei Luftatmung. Bei Luftatmung soll das Blut schon nahezu maximal arterialisiert sein. Falls bei Sauerstoffatmung mehr Sauerstoff retiniert wird, lag bei der Luftatmung Unterarterialisierung vor. Als Operationsfolge liefe dies dem Grundgedanken der Kollapstherapie (Ruhe, Entspannung) zuwider, da sich aus der Unterarterialisierung zwangsläufig, doch nicht vollkompensierend, eine Hyperventilation ergibt. Auch das zeigt das Spirogram an. Einer durchbluteten, schwerkranken, z. B. kavernenhaltigen Lungenpartie entstammt nichtarterialisiertes Blut; wenn dieses demjenigen gesunder Lungenteile beigemischt wird, ergibt sich insgesamt unterarterialisiertes Aortenblut. Hier ist der Kollaps angezeigt: die Durchströmung der nicht nützenden Lungenpartie fällt nahezu fort, Unterarterialisierung wird kaum mehr verschuldet. Beim übertriebenen Pneumothorax kann Unterarterialisierung auftreten; dem ist bei Nachfüllungen Rechnung zu tragen. Nichtkollabierte, jedoch stillstehende, nicht belüftete Lungenteile führen gleichfalls Unterarterialisierung herbei, deren Hyperventilation durch weitere (Korrektur-) Plastik behoben werden kann. Dies sind alles Beispiele chirurgisch wichtiger Verknüpfungen der Atmungs- und Kreislauffunktionen, bedeutsamer Betriebsregulationen in der Klinik (PETZOLD).

Die Gasnarkose hat die Atmungsfunktion dem Chirurgen auch näher gebracht; noch beim Äther hatte man sich kaum mit dem Sauerstoffbedürfnis des Menschen zu befassen. Bei der Stickoxydulnarkose jedoch braucht das Narkosegas soviel Volumprozente, daß für den Sauerstoff kaum noch ein ausreichender Prozentsatz übrigbleibt. PAUL BERT hat dem im Tierversuch abgeholfen, indem er einen Überdruck von $^1/_5$ Atmosphäre verwandte. Und man liest oft die Überdruckmöglichkeit der Gasnarkoseapparate gestatte eine ausreichende Vertiefung der Narkose ohne Sauerstoffknappheit. Dies trifft keineswegs zu: es kann nur ein Überdruck von 15 cm Wasser, nicht Quecksilber, erreicht werden. Die Gefahr des Sauerstoffmangels ist somit, ungeachtet dieses Überdrucks, vorhanden, besonders bei äußerster Beschränkung des Ätherzusatzes. Der unbestrittene Vorteil der Gasnarkose, sie schade den parenchymatösen Organen nicht, gerät in Gefahr, gelegentlich durch einen viel größeren Nachteil aufgewogen zu werden. Es liegen bereits klinische und experimentelle (V. D. HORST) Beiträge vor über Hirndegeneration, die nach Beendigung der eigentlichen Gasnarkose zum Tode führte. Auch ich schrieb damals irrtümlicherweise: Schäden nachher seien nicht zu befürchten. Die Gefahr des Sauerstoffmangels wächst besonders unter Umständen, welche an sich die Atmung erschweren: Pneumothorax, Seitenlage und besonders die Bauchlage. Doch auch die kreislauferschwerende, somit den Sauerstofftransport behindernde TRENDELENBURGsche Beckenhochlagerung ist bei einer Lachgasnarkose keineswegs gleichgültig. Entsprechendes gilt von latenter Kreislaufdekompensation, die an sich schon eine Unterarterialisierung des Blutes herbeiführen kann. Die Rückatmungsnarkosen beschwören neue Probleme herauf: Da die Ausatmungsluft noch etwa $^3/_4$ des eingeatmeten Sauer-

2*

stoffs enthält, brauchen nur wenige Prozent Sauerstoff für die neuerliche Einatmung hinzugefügt zu werden. Falls die Kohlensäure nicht abgefangen wird, vertieft sie die Atmung, was an sich einen niedrigeren Sauerstoffgehalt gestatten würde. Die freikommende Stelle ist allerdings schon von Kohlensäure eingenommen, so daß dieser Nutzen fraglich erscheint.

Kurz ist hier das **Bronchialasthma** zu erwähnen, gehört es doch als hereditär-allergische Erkrankung in Parallele zur unten zu besprechenden Colica mucosa — Colitis ulcerosa (auch der Bluteosinophilie wegen). Und wegen der parasympathischen Lage und Manifestationen gibt es Beziehungen zur Ulcuskrankheit. Die chirurgischen Erfolge beim Asthma möchte man von Eingriffen am Vagus erwarten. Tatsächlich haben Sympathicusoperationen keine anerkannt glänzenden Erfolge gezeitigt. Doch befindet sich die funktionell betonte Chirurgie des Asthma bronchiale noch erst im Anfange.

Der Atmung des CO_2-O_2-Gemisches bedient man sich auch erfolgreich zur Förderung der Resorption von an anormalen Stellen befindlicher Luft, deren Stickstoff zunächst ausgewechselt wird (Emphysem, ventrikulographische Luft; auch Darmgase beim Meteorismus).

Schließlich denkt der Chirurg wohl kaum daran, daß die Atmung der schnellstarbeitende Mechanismus zur Einhaltung des Säurebasengleichgewichtes ist. Der Atmung verdankt er neben den Nieren, daß sich bei einer Gallen- oder Darmfistel keine sofortige grobe Azidose ergibt. Bei der Magenretention ist es wiederum die Atmung, die die Alkalose hintanzuhalten, die Blutphysicochemie zu stabilisieren sucht.

Auch unter dem Bilde der **Caissonkrankheit** machte die Physiologie des Gaswechsels unlängst ihren Eintritt in die Chirurgie. Beim zu schnell dekomprimierten Caissonarbeiter gehören die akut bedrohlichen Erscheinungen zwar zur Neurologie, doch gibt es auch Fernbeschwerden im Gebiete der Chirurgie. Nach überstürzter Dekompression bleibt ein Teil der Blutgase nicht gelöst, was auf Verstopfung zahlreicher kleiner Gefäße hinausläuft. Die einzig richtige Behandlung ist die sofortige Rekompression und sehr langsame Dekompression nachher. Falls der Patient durchkommt, ereignen sich bisweilen nachher kleine Nekrosen im Knochensystem, wodurch z. B. eine Deformation des Hüftkopfes verschuldet werden kann, und die somit letzten Endes Folgen der Funktionsstörung des Gaswechsels sind.

Kreislauf — Schock.

Zur Einschätzung der Operationsgefährdung gehört wohl in erster Linie die Frage, ob der Kreislauf den sich darbietenden Anforderungen gewachsen sein wird. Sollten eine grobe Herzerweiterung, Ödeme oder gar eine Stauungsleber bestehen, so deuten diese anatomischen Merkmale ohne weiteres die Gefahr an, es könne das Herz versagen. Die alltägliche funktionelle Prüfung mittels Treppensteigen, Kniebeugen usw. eignet sich für viele chirurgisch Kranke nicht. Hier setzen nun neue Proben ein, mittels deren sich leichtere Kreislaufstörungen, somit funktionelle Abweichungen, latente Dekompensationen zeigen. In eine Ader gespritztes Saccharin, vom Blutstrom bis in die Zunge befördert, verursacht in wenigen Sekunden einen süßen Geschmack: auf dieselbe Weise verabfolgten Äther, einmal in den kleinen Kreislauf gelangt und daselbst abgedampft, riecht man in der Ausatmungsluft. Eingespritztes Fluorescin, in die Lippen gelangt, bewirkt, daß diese im Dunkelzimmer durch Fluorescenz aufleuchten. Sollte die Sekundenzahl, die bis zum Eintreten dieser Erscheinungen verläuft, deutlich vergrößert sein, so erweist sich der Kreislauf als verspätet, der Dekompensation nahestehend. Allerdings wird dabei der große Kreislauf nur zu einem Teil erfaßt. Es leuchtet ein, daß diese funktionellen Proben viel schärfer sind als die althergebrachten morphologischen Symptome. Auch die Feststellung etwaiger kreislaufbedingter Unterarterialisierung des Blutes gehört hierher. Übrigens erweist sich die Kreislaufzeit beim Basedow (infolge Beschleunigung der Schlagfolge) als verkürzt.

Wenn man Arbeiten über die (unmittelbaren) Erfolge größerer Operationen studiert, fällt es immer wieder auf, wie viele — auch jugendliche — Patienten einer Herzschwäche erliegen sollen. Vom Sektionstisch her ist eine diesbezügliche Bestätigung allerdings kaum zu erwarten. Der pathologische Anatom sieht dem Herzen seine Leistungsfähigkeit nicht oft mit Sicherheit an. Vielleicht rührt allerdings seine Inkompetenz in dieser Angelegenheit von der Freigebigkeit her, mit der die Chirurgie seit alters und mancher Chirurg auch heute noch aus Anlaß des kleinen frequenten Pulses Herzschwäche diagnostiziert und auf diese Weise den tödlichen Hergang fatalistisch sich nicht selber anrechnen möchte. Tatsächlich handelt es sich meistens um eine reine Betriebsstörung, die nicht primär durch das Herz verschuldet wurde. Es fehlte nur an ausreichendem Inhalt und an Tonus der Kreislaufperipherie. Dabei gerät das Herz zum größten Teil in den Hintergrund. Erst in allerletzter Zeit wurde der Schock in den Kreis der morphologischen Pathologie einzubeziehen versucht (STRAUB).

Unsere Ansichten in bezug auf den **Schock** haben sich im letzten halben Jahrhundert mehrfach geändert. Dementsprechend wurde in verschiedener Weise therapeutisch vorgegangen. Die psychische Komponente, die somatosensible Ursache, indizierten Morphium und Novocain; die toxische Lehre forderte Resorptionsbehinderung aus zertrümmerten Weichteilen: Abschnürung, baldige Abtragung, die auch der Verblutung und dem foudroyanten Infekt als Schockursachen entgegenwirkten. Seitdem hat man den Schock in funktioneller Hinsicht gründlichst studiert (BLALOCK, REHN, CHURCHILL): der Bedeutung der Kreislaufperipherie wurde diejenige der Zusammensetzung des Blutes — in diagnostischer und therapeutischer Hinsicht — angegliedert und es ergab sich daraus eine, allerdings zum Teil nur symptomatische, Behandlung des darniederliegenden Kreislaufes. Die kreisende Blutmenge soll dauernd auf der Höhe gehalten werden. Dazu gehört nicht nur die Tonisierung der peripheren Gefäße, sondern auch die dauernde Ergänzung der Blutmasse (Plasmatransfusionen!), ist doch am Schock die sogenannte ,,Plasmahämorrhagie" stark beteiligt (bei Verbrennungen nahezu allein!). Leider bewirkt die Mehrzahl der Gefäßtonika (Adrenalin, Sympatol, Veritol) zugleich eine Glykogenausschüttung der Leber: einen sehr unerwünschten, doch im Notfall mit in Kauf zu nehmenden Nebenerfolg, der auf funktionelle Leberbeeinträchtigung hinausgeht. Wenn auch keineswegs alle Fragen restlos geklärt sind, namentlich nicht der Mechanismus der Gefäßwanddurchlässigkeit, so ist doch aus der neuen Erkenntnis heraus dem Menschtum ein sehr großer Gewinn erwachsen, besonders — doch keineswegs ausschließlich — in der Chirurgie. Wenn auch das Interesse der Chirurgen sich somit vorwiegend der **Kreislaufperipherie** widmen sollte, so ist das Herz doch nicht völlig zu vernachlässigen, namentlich in vorgerücktem Alter, wo (latente) Coronar- und Herzmuskelschäden eine keineswegs illusorische Möglichkeit sind. Die Digitalisierung vor größeren Operationen wird chirurgischerseits oft unterschätzt: dies liegt wohl daran, daß manchem Chirurgen die Geduld zu einer mehrtägigen Vorbereitung fehlt, der Mut zu ausreichender Dosierung abgeht, bzw. in der Eile Digalen subcutan eingespritzt wird, was der peroralen Verabfolgung gegenüber kaum eine Beschleunigung bedeutet. Die Einspritzung von Digitalispräparaten bei postoperativen Zwischenfällen jedoch bedeutet meistens eine Verkennung der Ursache des Kreislaufversagens. Neuerdings hat sich das Schockproblem der Nebennierenrinde bemächtigt: und mit Cortin und Desoxycorticosteron wurden bemerkenswerte Erfolge erzielt. Am ungünstigen Verlauf nach einer Operation ist manchmal angeblich auch Niereninsuffizienz beteiligt. Bei Nierenoperationen spukt immer noch die reflektorische Anurie (auch der anderen Niere) herum, falls an den insuffizienten Nieren ein befriedigender anatomischer Befund nicht erhoben werden konnte. Wenn auch in nicht gesicherter Weise, so wird hier doch ein Exkurs auf dem Gebiete der funktionellen Pathologie vorgenommen. Doch gibt es hier weit bessere Beispiele. Das vorher, bei der Funktionsprüfung unversehrt befundene Nierenparenchym kann versagen infolge ungenügenden Blutdrucks (wie oft steckt dieser hinter der postoperativen oder reflektorischen Anurie?), sowie infolge ionaler Unzulässigkeiten. Die von BLUM zuerst angezeigte Salzmangelurämie kommt zustande, da zur Nierenfunktion ein nicht unterschwelliger NaCl-

Gehalt des Blutes anscheinend erforderlich ist. Leider erfreut sich die Glykose in der Urologie noch immer eines besonderen diuretischen Rufes; dennoch begünstigt ihre Anwendung die hypochlorämische, somit reversible, funktionelle Niereninsuffizienz.

Die schon lange bekannte Bedeutung des N. depressor für die Regulierung des Kreislaufs hat kaum nennenswerte praktisch-chirurgische Folgen gehabt: ist dieser Nerv doch oft unauffindbar bzw. nur durch Blockexcision vermutlich mit zu entfernen. Mehr funktionell-chirurgisches Interesse haben inzwischen der Carotissinus und der sogenannte Sinusnerv behauptet. Es gibt Leute, bei denen dieser zweite Regulator von Kreislauf und Atmung zu leicht anspricht, was sich in anfallweiser Bradykardie, Hirnanämie, Kollapsen, etwa auch mit Krämpfen, auswirkt. Dieses Carotissinussyndrom kann durch Novocainisation der Carotissinusgegend zeitweilig durch periarterielle „Sympathektomie" der Carotis dauerhaft behoben werden (ROVENSTINE). Glücklicherweise ist hier das Receptorgebiet gut zugänglich; denn die operative Darstellung des Sinusnerven wäre nicht immer durchzuführen. Doch auch sonst scheint sich hier ein Gebiet funktionell-korrelativer Chirurgie zu eröffnen; liegen doch schon Berichte über Denervierung des (normaltätigen) Carotissinus zur Bekämpfung anderer Kreislaufschäden sowie der Unterfunktion der Nebennierenrinde vor (WILMOTH und LEGER). Jedenfalls ist damit zu rechnen bei Pathologie und Operationen in diesem Gebiete, daß die Carotis nicht eine beliebige Schlagader ohne besondere kreislaufregulierende Bedeutung ist.

Die Hauptgefahr der **Venenthrombose** liegt bekanntlich in der Lungenembolie. Und es bleibt KIRSCHNERs Großtat, daß er als Erster einen Lungenembolus mit vollem Erfolg entfernt hat. Allerdings ist an dem tödlichen Ausgang einer Lungenembolie nicht nur die Kreislaufsperre bzw. die Atmungseinschränkung in den Lungen beteiligt. Ein Lungenentlastungsreflex mit dessen Schockwirkung kommt wohl hinzu und dementsprechend lindert die Novocainisation des Ggl. stellatum die Erscheinungen der Lungenembolie. Auch Herabsetzung der Reflexerregbarkeit mittels Morphium dürfte nicht nur palliativ wirken. Neuerdings wurde empfohlen, bei einer kleinen Lungenembolie zur Verhütung des etwa bevorstehenden, großen tödlichen Rezidivs, die Schenkelader der Thromboseseite doppelt zu ligieren. Beide Verfahren (auch die Embolektomien aus anderen peripheren Schlagadern) gründen sich auf anatomische Tatsachen. Dasselbe gilt von der Aderabsperrung bei bedrohlicher Fettembolie, sowie von der offenen Dränage des die Fettembolie herbeiführenden Knochenbruchs zur Entlastung des flüssigen Fettes.

In den letzten Jahren wurden beide Probleme jedoch von ganz anderer Seite angegangen. Mit kreislauffördernden Mitteln (Thyroxin, thyreotropem Hormon, Sympatol) wurde der venösen Stase entgegengewirkt. Mittels Heparin greift man in die Funktion der Thrombenbildung erfolgreich vorbeugend ein; die Gefahr beängstigender Hämatome ist dabei verhältnismäßig nur gering und die einmal erfolgte Schlagaderverstopfung kann gemildert, verringert werden durch Verabreichung spasmolytischer Pharmaka. Die Fettembolie wurde nebenbei zur Verkleinerung der Fettropfen mittels Emulgierung in Angriff genommen. Doch sollte man sich davor hüten, das Fett aus den weiten Lungencapillaren in die engeren Hirncapillaren — wo es viel mehr schadet — hinüberschwemmen zu lassen. Auch dabei bedient man sich einer Änderung der Gefäßfunktion und in beiden Emboliefällen verringert sich das Interesse an anatomisch erdachten Operationen. Man könnte sich sogar fragen, ob die Embolieoperationen der Menschheit tatsächlich einen Gesamtgewinn eingetragen haben.

Leber. Gallenwege. Bauchspeicheldrüse. Milz.

Nach dem einfachen Vorbild der Gelbsucht durch Verschlußstein hat man sich damals den Schleimpropf als sehnlichst erwünschte morphologische Ursache des „katarrhalischen" Ikterus hinzugedacht. Diese Zeiten sind längst vorüber. Doch hat sich auch in diesem Terrain die Gepflogenheit mechanischen Denkens bis in das letzte Jahrzehnt erhalten. Die Gallensperre bewirkt den Übertritt der Galle ins Blut und was lag mehr auf der Hand, als sich die cholämische Blutungsneigung dadurch erklärt zu denken? Die Würdigung der Tatsache, daß es bei jeglicher Acholie des Darms (Gallenfistel) und auch bei Parenchymschäden der Leber zur gleichen Blutungsneigung kommen kann, hat neuester Erkenntnis den Weg geebnet: Resorptionsschäden des Vitamins K bzw. Untauglichkeit der Leber mit dessen Hilfe Prothrombin herzustellen, sind als Betriebsschäden an die Stelle der mechanischen Gallenstauung als funktionelle Ursachen der vom Chirurgen nunmehr nicht länger so sehr gefürchteten hämorrhagischen Diathese getreten. Damit hat die äußere Gallenfistel (I. Tempo) zur Verringerung der Blutungsgefahr beim zweiten großen Eingriff ihre Anweisung verloren.

Heute verhütet der Chirurg die **hypoprothrombinämischen Blutungen** durch parenterale Einverleibung Vitamin K-ähnlicher Substanzen und umschifft er dabei die Klippe der konditionalen Defizienz. Sonst hat sich die Leber-(glykogen-)Schutztherapie erhalten. Aus dieser funktionellen Erkenntnis heraus erwuchs der Chirurgie die Forderung der primären Choledochusnaht bei Steinoperationen. Auch ist deswegen in entsprechenden Fällen die Gallenanastomose zur sofortigen inneren Dränage angezeigt (chronische Pankreatitis). In beiden Fällen soll nicht der technischen Leichtigkeit zuliebe anders vorgegangen werden; die funktionelle Pathologie diktiert die Meisterung anatomischer und technischer Schwierigkeiten und Risikos. Gestützt auf anatomisch-mechanische Erwägungen war es auch unbegreiflich, daß sich die cholämische Blutungstendenz manchmal erst nach der die Gallenwege freimachenden Operation zeigte. Funktionelle Erkenntnis bringt auch hier die Erklärung. Zwar hat die Operation (nur bei innerer Gallendränage) die Resorptionsstörung des Vitamins K behoben; die Narkose kann jedoch sehr wohl die Leber nunmehr zur Prothrombinsynthese unfähig gemacht haben: auch das Coma hepaticum kann sich erst nach der den Ikterus behebenden Operation ereignen!

Allgemein wird beim **Gallensteinleiden** nebst den Steinen die Gallenblase exstirpiert, weil sie bzw. ihre Entleerungsschwierigkeit, die anatomische Grundlage des Leidens darstellt. Darüber hat man nicht bedacht, daß nicht alle Gallensteine der Gallenblase primär ihre Entstehung verdanken und daß somit auch nicht alle Gallensteinträger der Cholecystektomie bedürfen. Beim hämolytischen Ikterus ist die Milz (der Reticuloendothelialapparat) mittels der erhöhten Blutdestruktion die Grundursache. Die entsprechenden Pigmentsteinchen verdanken ihre Entstehung einer Betriebsstörung. Durch Splenektomie wird diese grosso modo beseitigt. Da ein Steinnachschub nicht mehr zu erwarten ist, kann der Chirurg es bei der einfachen Entfernung der Steine aus der Gallenblase bewenden lassen. Aus der Erkenntnis dieser Lithiasis, aus gesicherter funktioneller Ursache heraus kann dem Patienten die gesunde Gallenblase erhalten bleiben (vgl. hyperparathyreotische Nephrolithiasis). Im Schrifttum sind sogar mehrere Fälle verzeichnet (PEMBERTON), in denen bei Hämolytisch-Ikterischen wegen der Gelbsucht zunächst nur die steinehaltige Gallenblase entfernt wurde: die Gelbsucht bestand natürlich weiter fort. Man hatte versehentlich die Gallensteine als morphologische Ursache der Gelbsucht betrachtet und nicht den hämolytischen Ikterus als funktionelle Ursache der Gallensteine.

Die funktionelle Pathologie der Leber hat sonst vorläufig nur diagnostische und prognostische Bedeutung in der Chirurgie. Sollten Belastungsproben (Galaktose, Bilirubin, auch die Prothrombinbildung) groben Parenchymschaden anzeigen, so lag mit großer Wahrscheinlichkeit zunächst kein mechanischer Ikterus vor, auch keine anerkannte chirurgische Indikation. Oder es trübt sich die Voraussage. Die von VON HABERER behauptete Heilwirkung der Gallendränage beim hepatischen Ikterus ist mir auch auf funktionellem Wege nicht recht verständlich; sie dürfte auch kaum exakt bewiesen sein.

Es ist genügend bekannt, daß die Mehrzahl der von der **akuten Pankreasnekrose** Betroffenen, Gallensteine aufweist. Diese Gallensteine, besonders die des unteren Choledochus und der Papille werden wohl oft richtig in ätiologischem Zusammenhange mit der Pankreasnekrose betrachtet. Experimente über Gallenrückfluß ins Pankreas bilden sozusagen den Schlußstein zu dieser Lehre. Und dementsprechend wird oft, falls nur irgend angängig, bei der Pankreasnekrose die Cholecystektomie neben der Choledochusdränage gefordert. Bisweilen wird sogar bei akuter Pankreasnekrose die steinefreie Gallenblase geopfert aus der obigen Lehre generalisierend heraus.

Auch hier sollten funktionell pathologische Erwägungen einsetzen. Sphincterkrämpfe des ODDIschen Muskels können gleich gut der aus der Gallenblase entleerten Galle mit demselben Effekt den Weg in die Bauchspeicheldrüse weisen.

Von der Entfernung der normalen Gallenblase, des physiologischen, wenn auch nicht immer ideal arbeitenden Druckregulators ist doch in solchen steinefreien Fällen neben der Choledochusdränage kaum zusätzlicher Gewinn zu erhoffen. Sie sollte somit unterbleiben. Das sonstige Argument zur Cholecystektomie — es sei die Pankreatitis von der entzündlichen Gallenblase her fortgeleitet entstanden — sucht wohl meistens nur der dem Chirurgen zu mystischen Lehre von der Dyskinesie des Sphincter ODDI aus dem Wege zu gehen.

Es ist noch nicht so lange her, daß man sagte, der schwer Leberkranke — mit akuter Atrophie, mit chronischer Gallenstaung — erliege im Coma hepaticum cholämisch. Dabei erblickte man die Todesursache in dem Organ, das am meisten und jedenfalls primär morphologisch geschädigt war. Diesen Tod suchte man somit hintanzuhalten durch Anwendung einer Leberschutztherapie. Seitdem hat eingehenderes Studium gezeigt, daß an dem Lebertod eine konsekutive Nierenstörung stark beteiligt ist (man beachte Oligurie und Anurie). Die Nierenfunktion bricht zusammen unter der Last der Ausscheidung anormaler Stoffe, die dem Leberparenchym entstammen. Ja sogar am Tode infolge traumatischer Leberzertrümmerung (BECKER, ORR) sind die Nieren mit schuld. Auch für diesen morphologisch-funktionellen Hergang trifft die Bezeichnung „Leber-Nierensyndrom" zu. Und der Versuch das Leben zu erhalten sollte sich dementsprechend auch mit Nierenschonung befassen.

Die häufigste **Ursache verstärkter Uterusblutungen** sind wohl die **Myome** und die Behandlung derselben ist die chirurgische Entfernung der Myome, manchmal einschließlich der gesamten Gebärmutter: mit dem Eingriff an der blutenden Stelle bzw. an deren unmittelbarer ana·tomischer Ursache, bedient man sich strengstens morphologisch fundierter Chirurgie. Die röntgenologische Aufhebung des mensuellen Zyklus, die am Ovarium angreift, gehört dagegen schon zur funktionell begründeten Therapie. Weit weniger bekannt sind die Fälle, in denen die Genitalblutungen die bedrohlichste Erscheinung einer WERLHOFFschen Thrombopenie sind. Da gilt es die Unterzahl der Blutplättchen zu beheben, d. h. deren übernormale Vernichtung auszuschalten: sie findet bekanntlich in der Milz statt. Dementsprechend gelingt es manchmal, mittels der Splenektomie die — erhaltenen — periodischen Genitalblutungen auf ein normales erträgliches Maß zu beschränken: funktionelle Chirurgie, die an entferntem Ort eine pathologische Funktion ausschaltet und nebenbei die Menstruation als normale Funktion erhält!

Mit denjenigen Milzexstirpationen, deren Zweck es ist, die übermäßige Destruktion der Erythro- und Thrombocyten zu beheben, ist jedoch die funktionell-korrelativ geplante Milzchirurgie keineswegs erschöpft. Die Milz reguliert (drückt) anscheinend auch die Bildung der roten Zellen im Knochenmark; das bezeugen die *Jolly*körper die nach jeder Splenektomie im Blute auftreten, als Zeichen vermehrter Erythrocytenabgabe. Auf diese Weise wären wohl (früher vor der Leberbehandlung) die Remissionen bei der Perniciosa nach der Splenektomie, sowie auch die Besserung der Anämie bei gewissen „hepatolienalen Erkrankungen" (BANTI) zu verstehen. Da eine neurale Verknüpfung kaum erdenklich ist, dürfte der Gedanke einer hormonalen Regulierung naheliegen. Für sonstige Milzfunktionen (Immunität; als Blutreservoir hat die Milz beim Menschen nur geringe Bedeutung) findet nach der Splenektomie ein völliger Ausgleich (seitens des sonstigen Reticuloendothels) statt. Mehrfach wurden der Milz krebsfeindliche Eigenschaften zugemutet; die Akten dürften darüber noch nicht geschlossen sein (SAUERBRUCH, FICHERA). Da mutet es doch ganz sonderbar an, daß noch vor wenigen Jahren zur technischen Erleichterung der totalen Magenresektion (die nur wegen Krebs statthaft ist) die Mitentfernung der Milz empfohlen wurde.

Die Splenektomie beim hämolytischen Ikterus und bei der Thrombopenie steht als Beispiel funktioneller Pathologie in der Chirurgie der Milzentfernung wegen Ruptur, Torsion oder bei der Milzaderthrombose (Blutungen aus Ösophagusvarizen) gegenüber. Dann hat der funktionelle Ausfall kaum praktische Bedeutung.

Dickdarm.

Die Colitis ulcerosa, wie sie bisweilen dem Chirurgen zur Behandlung zugeführt wird, ist anscheinend ein Beispiel der gröbsten örtlichen morphologischen Pathologie. Und dennoch hat es einen Sinn, sie hier zu betrachten, handelt es sich doch keineswegs um ein gewöhnliches Leiden infolge rein örtlicher Ätiologie. Dies geht schon daraus hervor, daß die örtliche Behandlung (Appendicostomie, Ausschaltung — Spülungen) so wenig nützt. Und auch die Tatsache, daß anaphylaktische Momente (auch Bluttransfusionen) manchmal Erstaunliches leisten (v. BERGMANN), deutet auf extraintestinale Ätiologie hin. Es fragt sich somit, ob die Chirurgie mit der Lokalbehandlung des Darmes wohl auf der richtigen Spur ist. (Im sonst hoffnungslosen Endstadium und bei etwaiger Perforation gibt es allerdings kaum eine andere Möglichkeit.)

Die moderne Schleimhaut-Röntgenologie hat uns mit der funktionellen Gestalt des Dickdarms vertraut gemacht; bisher kannte man fast nur die grobe Umrißmorphologie. Bei der Colica mucosa gibt es einen Pilocarpindarm — allerdings ohne Anwendung dieses Pharmakons. Der Ausdruck Vagusdarm, Parasympathicusdarm wäre schon besser. Serienweise Untersuchungen, namentlich KNOTHES, haben alle erwünschten Zwischenstadien von der Colica mucosa bis zur ernstesten Colitis ulcerosa gezeigt. Es gibt somit fließende Übergänge von der funktionellen Colica (ohne Sektionsbefund) bis zur morphologischen Colitis ulcerosa. Erstere steht in Parallele zum Bronchialasthma; beide Erkrankungen haben bekanntlich eine konstitutionelle Veranlagung (Allergic-Emotionen) zur Voraussetzung, d. h. die parasympathische Lage ist gemeinschaftlich (auch die Eosinophilie).

Wenn es auch nicht gelungen ist, für das Asthma eine erfolgreiche und verständliche Operation auszuarbeiten (den Sinn der Halsstrangversuche KÜMMELS verstehe ich nicht), so wundert es mich doch, daß es an Versuchen gefehlt hat, die Colitis ulcerosa mittels Operationen am Parasympathicus anzugehen.

Am Diverticulitisdarm ist die spastische Schleimhaut charakteristisch so sehr, daß man sich jetzt fragen möchte, was für die Entstehung des Leidens bedeutsamer ist. Die Divertikulose oder der Parasympathicusdarm, um dessen nächste Folge es sich bei der Divertikulose wahrscheinlich handelt. Wenn auch die Sigmoiditis bewußt in der Regel chirurgisch nicht angegangen wird (nur bei Perforationen), so fragt sich doch: Liegt nicht auch hier die Aussicht einer erfolgreichen Intervention am Parasympathicus vor ?

Elektive parasympathische Entnervung, so erwünscht diese bisweilen auch wäre (Ulcuskrankheit, Parasympathicusdarm, z. B. der Colitis ulcerosa, sonstige allergische Manifestationen), ist anscheinend bisher an technischen unüberwindlichen Schwierigkeiten gescheitert: Herzvagus bzw. Blasenpelvicus dürfen nicht mit in Fortfall geraten.

Schließlich ist noch der regionalen Enteritis zu gedenken. Bei der sonst völlig unbekannten Ursache sollte eine Zugehörigkeit zum Parasympathicusdarm wenigstens in Erwägung gezogen werden.

Das Megacolon (die neuerdings als Nebenerscheinung erkannte Megacystis wurde bisher nicht gesondert operativ angegangen) war in der Vergangenheit oft Gegenstand einer Colonresektion. Dem lag die Auffassung zugrunde, es handle sich um ein Leiden morphologischer Herkunft. Abknickung, Sigmorektale Klappe wurden angeschuldigt. Es wurde sogar einmal die Phylogenese — also wieder Morphologie — herbeigeholt. Dennoch waren die Erfolge solcher Resektionen nicht glänzend.

Seitdem hat sich die Auffassung durchgesetzt, es handle sich beim Megacolon um eine übermäßige Sympathicusaktivität, somit um ein zunächst funktionelles Leiden. Dementsprechend wurden erfolgreiche Operationen am orthosympathischen Nervensystem vorgenommen. In nicht zu weit fortgeschrittenen Fällen kann das (Mega) Colon, von der Überaktivität des Sympathicus befreit erhalten werden. Auch die Megacystis und etwaige Megaureterer bilden sich zurück. Die Auswahl derjenigen Megacolonfälle die sich für die orthosympathische Entnervung besonders eignen, in denen es sich somit (noch) hauptsächlich um viscerale Neuropathologie handelt, erfolgt mittels der Spinalanästhesie, insbesondere der KIRSCHNERschen gürtelförmigen: sie schaltet den Orthosympathicus zentral aus, beläßt dagegen die Pelvicusfunktion. Entsprechendes gilt bei der Auswahl der funktionellen „essentiellen" Hypertoniker usw. Die Beurteilung, welche Megacolonfälle sich für die Resektion des N. praesacralis eignen, ist noch auf anderem, funktionellem Wege möglich. Falls sich nach Einspritzung eines Parasympathicomometicums (z. B. Doryl) mittels Durchleuchtung oder Colonmetrographie Tonuserhöhung bzw. deutliche Peristaltik zeigt, so ist die operative Sympathicusausschaltung aussichtsreich und zu versuchen. Schließlich kann man auch einmal gezwungen sein, die Sigmaschlinge — ungeachtet funktionell-pathologischer Kenntnis — zu resezieren, wenn sich ein Volvulus in irreparabler Darmwandschädigung ausgewirkt hat. In veralteten Fällen bildet sich beim zunächst rein funktionellen Leiden eine mächtige Hypertrophie der schwer zu entleerenden Darmpartie aus. Darin ist aus der zunächst funktionellen Pathologie ein nunmehr auch morphologisches Leiden geworden, dem der alleinige Eingriff am Sympathicus auch oft nicht mehr nützt.

Die Chirurgie bedient sich bisweilen therapeutisch auch einer transitorischen Änderung der Innervationslage. Die Lumbalanästhesie hat — ungeachtet ihrer beträchtlichen Schattenseiten — für Ileusfälle wenigstens den Vorteil, daß sich eine auffällige Erhöhung des Darmkontraktionszustandes ergibt, die dem Chirurgen die Laparotomie sehr erleichtert.

Ptose. Adhäsionen. Chronische Appendicitis. Obstipation.

Jeder Chirurg ist wohl oft in seiner Bauchdiagnostik nicht über Ptose, Verwachsungen oder chronische Wurmfortsatzentzündung hinausgekommen. Erstere war vielleicht röntgenologisch festgestellt; an der Diagnostik der zweiten beteiligt sich oft eine frühere erfolglose Operation, während die dritte nur zu leicht angenommen wird, falls sich nichts anderes vorfindet. Die Ptosediagnostik hat schon die Pexie mehrerer Organe (Magen, Nieren) verschuldet; diese hat schlimmstenfalls nichts genützt, während die Ptose-Gastroenterostomie die Sachlage nur verschlimmern kann. Doch gibt es manche symptomlose Ptose und eine Gastroptose mit Beschwerden bei normaler Entleerungszeit magenchirurgisch behandeln zu wollen, hat gar keinen Sinn: die normale Funktion kann nicht gebessert werden. (Die Angelhaken- und Stierhornform des Magens sind unter der Überschrift Magen besprochen.)

Der Nierentiefstand dokumentiert sich durch das erweiterte Pyelum bisweilen einigermaßen als behandlungsbedürftig: die Funktion des Harntransports in die Blase ist anscheinend gestört, durch Abknickung etwa über einem Gefäß (sonst dürfte die Nephropexie gar keinen Sinn haben). Die intravenöse Pyelographie hält zwar die zweite Stelle in bezug auf Schattendichte; dafür gibt sie ein weit besseres Bild von der Funktion der Niere, des Nierenbeckens und des Harnleiters, die sich in unzähligen Ptosefällen als normal, nicht behandlungsbedürftig, erweist.

Adhäsionen im Bauch, d. h. Restbeschwerden nach einer Laparotomie, sind um so häufiger, je gerinfügiger der damalige Operationsbefund war. Dies gilt ganz besonders im Gallengebiet, in dem sich auch heute bei tamponfreier und dränagearmer Operation verhältnismäßig viele Adhäsionen ereignen sollen. Man hätte gerade das Umgekehrte erwarten sollen: mehr Verwachsungen nach weniger reinlicher Operation. Und doch staunt man bei einer Intervalloperation des Wurmfortsatzes oft, wie vollständig Verwachsungen nach anfänglichem Infiltrat schwinden können. Nach einer Magenresektion sollen besonders selten Adhäsionen entstehen; auch dies ist kaum zu begreifen. Oder sind solche Adhäsionen, nur diagnostisch oder auch tatsächlich vorhanden, vielleicht bedeutungslos? Entsprechen sie vielleicht mehr dem morphologischen Kausalitätsbedürfnis der Chirurgen als der funktionellen Pathologie, welche die Operation unbeabsichtigt hervorgerufen hat, als Ursache der Restbeschwerden? Der Gallenoperierte hat heutzutage fast immer keine Gallenblase mehr. Die Druckregulierung und der Gallenfluß in den Darm sind gestört. Falls es sich bei (und vor) der Operation um geringfügige Pathologie handelte — die Gallenblase ihrer Aufgabe somit noch einigermaßen genügte (z. B. als Stippchengallenblase) — so haben sich Leber (Kapsel) und Gallengänge nicht vorher an den Verlust der Gallenblasenfunktion gewöhnt. Die Druckbeschwerden setzen unvorbereitet ein und werden postoperativen Verwachsungen zur Last gelegt.

Sollte es mit der Gastritis und den Ulcusrezidiven nach der kleineren Magenoperation (Gastroenterostomie) wirklich anders sein? Steckt nicht hinter diesen Verwachsungen manches neue Geschwür bzw. die funktionelle Pathologie der Gastritis?

Wie steht es mit den Adhäsionen im Darmgebiete? Daß schmale Stränge akuten Darmverschluß verschulden können, mit Strangulation einer Darmpartie, daran ist nicht zu zweifeln. Gynäkologische Bauchoperationen in der Anamnese haben da zu Recht einen besonders schlechten Ruf. Doch die breiten Verwachsungen, wie man sie am Dickdarm bei der PAYRschen Doppelflinte kennt, haben diese tatsächlich pathologisch-chirurgische Bedeutung? Es ist genügend bekannt, daß die Anheftungsverhältnisse des auf- und absteigenden Dickdarms außerordentlich wechseln, ohne daß diesem Umstande klinische Bedeutung zukommt. Sollten da flächenhafte Verwachsungen auch besonders am muskelstärkeren Dünndarm wirklich die Passage hemmen? Oder gibt es (infolge unvernünftiger, weil widernatürlicher zivilisierter Lebensweise) eine recht häufige habituelle Obstipation, die auch dann und wann neben an sich ziemlich gleichgültigen Adhäsionen einhergeht? Schließlich sollte man bei sämtlichen Verwachsungen sich eindringlichst die Frage vorlegen, ob nicht doch irgend ein bisher übersehener Krebs oder ein sonstiges Leiden dahinter verborgen ist.

Bei der **chronischen Appendicitis** handelt es sich oft um einen Wurmfortsatz, dem akute Entzündung nicht anzusehen ist, und der dennoch als die Ursache rechtsseitiger Unterbauchbeschwerden betrachtet wird. Auch zeitigt die Appendektomie bei gänzlich unzureichendem Befund oft Erfolge, die ich nicht alle als suggestiv betrachten möchte. Da inzwischen eine Röntgenologie des Appendix (sogar der Mucosa) entstanden ist, die an demselben funktionelle Gestalten ermittelt hat, wäre der appendikulären Muskelwand am Zustandekommen chronischer Appendixbeschwerden eine Bedeutung nicht abzusprechen.

Schließlich ist bei der Röntgenuntersuchung des Dickdarms dem anatomischen Bilde des Kontrastklysmas nicht so ausschließlich zu trauen. Die Bilder bei der Verfolgung peroral verabfolgten Kontrastbreies gestatten eine Funktionsanalyse des (Dick-) Darmkanals: sie sagen mehr aus als Weite (Atonie) oder Enge (Spasmus), die an sich habituell, doch darum noch nicht funktionell bedeutsam sind. Nach Eingreifen am sympathischen Nervensystem des Darms (PÄSSLER) besteht seine Weite meist fort; der Tonus, die Entleerung wird gebessert, was für den Kranken weit wichtiger sein dürfte (Megacolon). Hier ist auch der chronischen Obstipation zu gedenken; wegen derselben wurden schon große Colonresektionen vorgenommen. In geschicktester Hand mit geringer Mortalität wurden beachtenswerte Erfolge gezeitigt. Dennoch scheint mir, daß hier ein Mißverhältnis besteht zwischen Erkrankungsursachen und chirurgischer Therapie, und zwar besonders qualitativer Art. Soll eine Betriebsstörung nun wirklich so grob anatomisch geheilt werden? Oder wäre auch hier durch eine Abschwächung der peristaltikhemmenden sympathischen Innervation etwas zu erreichen? Ein Anfang in diesem Sinn wurde schon gemacht; die Resektion des N. praesacralis (Plexus hypogastricus) hat Besserung bewirkt.

Dabei scheint diese letzerwähnte Obstipationstherapie doch einigermaßen kausal anzumuten.

Nieren. Hochdruck. Nebennieren.

Über sogenannte prärenale Urämie als Funktionspathologie vgl. beim Kreislauf.

Die **chirurgische Pathologie und Diagnostik der Nieren** ist ganz vorwiegend morphologisch begründet. Übrigens ermöglicht die intravenöse „Pyelographie" zugleich die Anfertigung eines funktionell-anatomischen Nierenbildes, des Nephrogramms. Es ist dem Thorotrast-hepato- und Splenogramm vergleichbar und gestattet z. B. eine Geschwulstdiagnose nicht nur aus der morphologischen Pyelumverdrängung heraus, sondern mittels der funktionellen Aussparung. Die bekannten Funktionsproben bezwecken nur, an Hand einer Funktionsstörung die Lokalisation und die ursächliche Morphopathologie ausfindig zu machen. Steine und Infektionen sind die Hauptsache. Die Bekämpfung der letzteren ist allerdings neuerdings viel effizienter geworden (ketogene Diät-Sulfonamide), und zwar nicht auf dem Wege des ausschließlichen direkten Angriffs. Wahrscheinlich läuft dies schon auf eine Beschränkung der Steinerezidive hinaus. Bei jeder konservativen Steinoperation sind ja die häufigen Rezidive deprimierend. Auch sonst sind sie für die Nieren nicht gerade unschädlich; vgl. unten. Bis vor kurzem gab es nur diätetische Maßnahmen einer nicht ganz überzeugenden Vorbeugung. Daran hat sich seitdem erfreulicherweise doch etwas geändert, und zwar gibt es heute eine chirurgische Prophylaxe, die dem Gebiete der funktionellen Pathologie angehört. Allerdings eignet sie sich anscheinend nicht so oft, wie amerikanischerseits behauptet wurde. Die Zahl der Nierensteinfälle, in denen dahinter die Hyperkalkarurie, Hyperkalkämie einer Nebenschilddrüsenüberfunktion steckt, ist verhältnismäßig klein. Doch in diesen Fällen beseitigt man auf chirurgisch-funktionellem Wege, durch die Hyperparathyreoidektomie, die Veranlagung zur Nierensteinkrankheit endgültig. So kann man den Nieren gegenüber extrem konservativ sein. Das ist auch der Nebenerfolg bei der Hyperparathyreoidektomie, die wegen einer Ostitis fibrosa generalisata vorgenommen wurde.

Der Zusammenhang **Nieren-Blutdruck** ist jedem geläufig. Wenn auch nicht hinter jedem Hochdruck Nierenpathologie steckt, so ist dies doch oft wohl der Fall und in diesen medizinischen Fällen handelt es sich meistens um doppelseitige Erkrankungen, um Nierenfunktionsdefekte auf morphologischer Basis, denen der Chirurg nicht beikommen kann. Doch gibt es seltene Fälle, die günstiger liegen, in denen der Hochdruck nur durch eine Niere verschuldet wird, und die somit durch Nephrektomie heilbar sind. Es handelt sich um Kranke mit einer vollwertigen Niere und einer zweiten, deren Funktion meistens kaum in Betracht kommt und deren Anwesenheit an sich somit den Hochdruck verschuldet. Wie dies geschieht, wird durch Versuche GOLDBLATTS einigermaßen beleuchtet. Daraus geht ja hervor, daß Nierenischämie Hochdruck verursachen kann. Teleologisch wäre dies als nützliche Regulierung zu bewerten, wahrscheinlich auch in den gewöhnlichen medizinischen, doppelseitigen Fällen. Dementsprechend kann auch eine ischämische, mißgebildete, auch pyelonephritische Niere die Blutdruckerhöhung verursachen, die infolge der Nephrektomie der sonst nicht belästigenden Niere oder des Rudiments verschwindet. Diese Nephrektomie bedient sich somit insofern funktioneller Pathologie, ·als sie eine wichtige Betriebsstörung des Kreislaufs beseitigt, ohne denselben direkt in Angriff zu nehmen. Revaskularisationsversuche (vgl. entsprechend der Cardioomentopexie) haben beim medizinischen Hochdruck des Menschen infolge symmetrischer Nierenpathologie noch keine eindeutigen Erfolge gezeitigt (vgl. ISELIN, BRUGER-CARTER). Die Sympathicusoperationen beim essentiellen Hochdruck könnten durch Erweiterung der Nierengefäße nebenbei einen GOLDBLATTeffekt zeitigen.

Die **Chirurgie der Nebennieren,** die operative Entfernung ihrer Geschwülste, ist in mehreren Hinsichten ein Beispiel der Bedeutung funktioneller Pathologie, korrelativer Art.

Die Indikation stammt kaum je von der Anwesenheit einer örtlichen, an sich belästigenden Geschwulst her. Akute, krisenhafte Blutdruckverhältnisse, sowie der kaum von der CUSHINGschen Erkrankung zu trennende Interrenalismus — somit ganz andere ,,organferne'' Umstände — liefern die Indikation. Übrigens konnte die frühere entsetzlich hohe Sterblichkeit nicht aus der örtlichen Entfernung an sich des kleinen, wenn auch vergrößerten Organs erklärt werden. Sie ist die Folge grober Umwälzungen im endokrinen Gleichgewicht; sobald diese gemildert bzw. mittels Organpräparaten, vorübergehend ausgeglichen werden, hält sich die Sterblichkeit in erträglichen Grenzen.

Das Ionengleichgewicht (Na-K), die Nierenschwelle sind dabei eventuell symptomatisch zu berücksichtigen.

Sonstige funktionell-korrelative chirurgische Pathologie der Nebennieren ist bei den Geschlechtsorganen angeführt; vgl. auch bei Kreislauf und Stoffwechsel.

Nebennieren-Trans(im-)plantationen wegen Insuffizienz — etwa beim ADDISON — haben heute, nun im Rindenextrakt Cortin sowie im (Desoxy-) Corticosteron ein guter Ersatz vorliegt, kaum noch einen Sinn, es sei denn, daß der mehr dauerhafte Implantationsersatz — weil dieser nicht täglich erforderlich ist — als weniger belästigend empfunden wird (vgl. Hypophyse). Allerdings waren Nebennierentransplantationen bisher wenig erfolgreich. Versuchen mittels Einpflanzung etwaiger von Interrenalismusoperationen herrührender Rindengeschwulstgewebeteile eine ADDISONsche Erkrankung zu heilen, bin ich nicht begegnet. Dennoch wäre sie in Betracht zu ziehen, da der letale Aus-

gang des ADDISON vom Rindenausfall verschuldet ist. Wie dem ADDISON-
kranken im seltenen Fall einseitiger Nebennierenpathologie chirurgisch
(durch Exstirpation) geholfen werden könnte ist nicht recht verständlich:
da müßte man schon eine reflektorische oder toxische Schädigung der
anderen Nebenniere heranziehen.

Am Erfolg der Hochdruckoperationen (am Splanchnicus, Ggl. coeliacum) ist die orthosympathische Entnervung der Nebenniere mittels
Einschränkung der Adrenalinabgabe auch beteiligt.

Geschlechtsorgane.

Es gibt bekanntlich periodische Krankheitserscheinungen beim
Weibe, die neben dem normalen mensuellen Zyklus einhergehen, ihm
jedoch nicht zuzurechnen sind. Nicht so ganz selten sind monatliche
Blasen- und sonstige extragenitale Blutungen, die sich am Unterbauch
und dessen Organen ereignen. Viel seltener ist die mensuelle Ischias.
Die Ursache der ersteren ist in periodischer Hyperämie und Blutung
aus ektopischer Gebärmutterschleimhaut begründet. Derartige Blasen-
blutungen werden auf direkteste Weise durch endoskopische Koagulation beseitigt. Doch gibt es bei sehr ausgedehnter Endometriose, die
operativ kaum radikal anzugehen ist, auch eine chirurgische Behandlung auf korrelativem Wege. Die Entfernung beider Ovarien oder die
röntgenologische Vernichtung der periodischen Tätigkeit der Eierstöcke
beseitigt nicht nur die Menstruation, sondern auch sämtliche Endo-
metrioseblutungen auf hormonalem Wege. Derselben Therapie ist z. B.
die mensuelle Ischias zugänglich: die Beseitigung der den Nerven (bzw.
seine Wurzeln) drückenden Schwellung ausgedehnten Endometriose-
gewebes heilt die Ischias. Der mensuelle Zyklus wird allerdings von der
Hypophyse her gesteuert, und Eingriffe am Eierstock begnügen sich
also mit der Intervention an der nächst höheren übergeordneten Stelle.
Die hormonale Schwangerschaftsdiagnose (Prolan) sowie diejenige des
Placentoma malignum sind Beispiele humoraler Diagnostik in einem
chirurgischen Grenzgebiete.

Auch beim männlichen Geschlecht gibt es Beispiele korrelativer
Pathogenese und Therapie. Früher wurde auf operativem Wege die
scrotale Lage nicht (vollständig) heruntergestiegener Hoden erzwungen
und dementsprechend war ursächlich von mechanischen Deszensus-
hindernissen die Rede. Seitdem wurde die Wirkung der gonadotropen
Hormone und des Androsterons entdeckt; ihr therapeutischer Effekt
bei der Retentio testis ist über jeden Zweifel erhaben (v. GELDEREN).
Daraus resultierten humorale (hormonale) Erwägungen über die Ent-
stehungsweise, wenn dadurch auch in Spezialfällen die mechanische
Betrachtungsweise nicht völlig in Abrede gestellt wurde.

Es gibt jedoch auch eine Gruppe symmetrischer Fälle, in der die korrelative Pathognese nicht so einfach humoral ist. Bei der FRÖHLICHschen Dystrophie pflegen hormonale Behandlungsversuche zu scheitern, jedenfalls die Fettsucht unberührt zu lassen. Da muß man wohl nach anderen Ursachen im Schädelinnern suchen, wenn sie auch oft im Hypothalamus unzugänglich sind. Jedenfalls sollte dem wissenschaftlichen Chirurgen mit der Orchidopexie, oder mit der örtlichen Behandlung einer Hüftepiphysiolyse beim FRÖHLICH die Sachlage nicht restlos geklärt erscheinen. Für die Erkennung der Hodengeschwülste hat die Hormonaluntersuchung nur wenig geleistet. Von neuem erhöhter Prolangehalt nach der Operation zeigt allerdings die inzwischen aufgekommenen Metastasen an.

Schließlich gibt es die Gynäkomastie als hormonale Folge seltener Hodengeschwülste, nach denen im entsprechenden Fall somit zu fahnden ist.

Welche Fragen mittels der eugenetischen Kastration in großem Stil noch der Beantwortung zugeführt werden können, bleibt abzuwarten.

Es gibt zwei Arten der Eierstockgeschwülste, die uns hier im funktionell-pathologischen Sinne noch besonders interessieren. Der sogenannte Granulosazellentumor verschuldet Hyperfeminisierung, auch vorzeitige Geschlechtsreife in jeder Hinsicht. Differentialdiagnostisch kommt eigentlich nur übergeordnete Nebennierenpathologie in Betracht (Interrenalismus), was uns bei der chemischen Verwandtschaft des Corticosterons mit den (sämtlichen) Geschlechtshormonen nicht zu wundern braucht. Die operative Entfernung der Granulosazellengeschwulst — somit die Ausschaltung ihrer übermäßigen Hormonfunktion — macht die vorzeitigen bzw. hypernormalen Geschlechtssymptome rückgängig: Eingriff am übergeordneten Organ. Dagegen verursachen Andro(Arrheno-)blastome des Ovariums, Gewächse normalerweise rudimentärer Gonadenanlagen des anderen (männlichen) Geschlechts, Maskulinisierung in bezug auf den Habitus. Auch hier läßt sich auf chirurgischem Wege eine Restitution anstreben. Die fehlerhafte Regulation seitens des Androblastoms — mittels dessen hormonaler Funktion — wird wieder gutgemacht. Auch hier ist, und zwar ganz besonders an den Nebennieren-Rindentumor bzw. das hypophysäre Basophiloma zu denken, die als nächsthöhere bzw. allerhöchste — doch nicht angreifbare — pathogenetische Instanz in Betracht kämen. Es gibt auch, wenn auch sehr selten, Hodengeschwülste, welche schon beim Kleinkinde männliche Sexualausbildung des Erwachsenen hervorrufen können. Auch dabei liegt fehlerhafte Hormonalregulierung vor, deren Folgen wenigstens teilweise durch Abtragung des geschwülstigen Hodens (Hemikastration) ausgeglichen werden können. Bei der männlichen Frühreife könnte es sich sonst noch um eine Epiphysengeschwulst handeln: was dabei vorliegt — wahrscheinlich Vernichtung der normalen Epiphysenfunktion, nicht geschwülstige Hyperfunktion — ist nicht sichergestellt. Obgleich Epiphysentumoren erfolgreich angegangen wurden, hat die Chirurgie epiphysärer Frühreife noch keine praktische Bedeutung erlangt.

Ein sehr schönes Beispiel therapeutischer Wandlungen infolge funktionell pathologischer Kenntnis liefert die Chirurgie der weiblichen Geschlechtsorgane. Bei der Bekämpfung der weiblichen Sterilität hat die Morphologie lange vorgeherrscht. Ganz grobmorphologisch fundiert ist die Behebung der Retroflexion, die konservative Myomoperation. Die einfache Sondierung gehört wohl auch hierher. Nicht nur diagnostisch wird die Pertubation vorgenommen. Die Salpingostomie ist schon mikromorphologisch begründete Feinarbeit. Die Mehrzahl dieser Verfahren hat ihre Berechtigung behalten. Daneben — in gewissen Fällen auch wohl an deren Stelle — sind funktionell-pathologisch begründete Maßnahmen aufgekommen. Von einer alternierenden Behandlung mit Follikelhormon und Gelbkörperhormon verspricht man sich heute eine Förderung der Ovulation und der Einbettung des Eies, während Vitamin E imstande ist, manchem habituellen Abort vorzubeugen. Doch auch die Befreiung der Hypophyse vom Druck eines Tumors kann die Fruchtbarkeit (wieder-) herstellen: dabei greift der Chirurg an der zweithöheren (höchsten) übergeordneten Stelle ein und genügt er sozusagen einem funktionell-chirurgischen Ideal.

Prostatiker werden nicht so ganz selten von einer Epidydimitis befallen, und diese Komplikation ereignet sich ganz besonders während des Dauerkatheterismus und im Anschluß an die Operation. Mehrere Operateure nehmen deshalb beim Prostatiker sofort die Unterbindung des Ductus deferens, die sogenannte Vasoligatur vor: zur Vorbeugung der Nebenhodenentzündung. Da schien aber dieser prophylaktische Eingriff mehr zu leisten, als man sich von demselben versprochen hatte. Nicht nur wollen mehrere Fachgenossen ein Aufblühen der bisher nur mit der Vasoligatur behandelten Patienten erlebt haben, doch sollen die essentiellen Prostatikerbeschwerden (Harnverhaltung usw.) auch dadurch gebessert sein. Auf dem Wege der direkt morphologisch begründeten Pathologie ist dies kaum zu verstehen. Doch gibt es eine Erklärung auf dem Wege der funktionellen Pathologie. Die Vasoligatur vernichtet freilich die spermatogenetische Tätigkeit des Hodens; dabei soll eine gewisse Hypertrophie und Hyperfunktion der endokrinen Hodenbestandteile zustande kommen. Und von der Anfachung der männlichen Hormonproduktion könnte man sich jedenfalls die Besserung der Prostatabeschwerden vorstellen, um so mehr, als mit dem Klimakterium virile die prostatischen Harnbeschwerden aufkommen. Neuerdings wurde diese funktionelle Betrachtung gestützt durch beachtenswerte therapeutische Erfolge mit verabfolgtem männlichen Hormon (v. CAPELLEN).

Die Chirurgie verwendet die Vasoligatur somit in zweierlei Sinn: zur direkten Aufhebung der Generationsfähigkeit und zur funktionell korrelativen Prostatabehandlung.

Stoffwechsel. Stoffwechselkrankheiten.

Angesichts des 70tägigen Hungerrekords könnte man schließen, der Chirurg habe bei seinen Kranken wohl nie mit dem Stoffwechsel zu schaffen. Allerdings schränkt die Enthaltung des Wassers neben dem Hungern die Lebensdauer stark ein, auf einige Tage (Oligurie — Anurie). Und deshalb hat sich in der Vor- und Nachbehandlung Operierter der Brauch parenteraler (und rektaler) Feuchtgaben früh durchgesetzt. Zucker oder Salz mußte darin aus osmotischen Gründen schon enthalten sein. Sonst kam man fast zugleich von der Rektalernährung wieder ab.

Zuletzt hat man sich den Schaden infolge abnormer Feuchtverluste (und der Abgabe der darin enthaltenen Minerale) vergegenwärtigt (COLLER und MADDOCK). Erst daraus erwuchs der Chirurgie ein reges Interesse an Stoffwechselfragen außerhalb der sogenannten Krankheiten des Stoffwechsels. Die Änderungen der Stoffwechselfunktionen, nicht nur der energiespendenden (Kohlehydrate, Fette, Eiweiß), gehören als Teile der Funktionspathologie auch in diesen Beitrag. Darin ergibt sich wohl eine gründliche Neuorientierung gegenüber der alten Chirurgie, die damals fast nur eine praktische anatomische Übung am Lebendigen war.

In der Chirurgie hat vom **Mineralstoffwechsel** fast nur derjenige des Chlornatriums Bedeutung, und zwar bei der Nachbehandlung Bauchoperierter. Doch gibt es auch seltene Fälle, wo chirurgisch in den Mineralstoffwechsel eingegriffen wird. Wie beim ADDISON gibt es (seltene) Fälle einer Hypophysengeschwulst, in denen die Nieren bei normalem Chlornatriumgehalt des Blutplasmas dasselbe nicht zurückzuhalten vermögen. Dann hebt die Hypophysenoperation die NaCl-Schwelle der Nieren. Es ergeben sich nach Nebennieren-(Rindentumor-)exstirpationen vorübergehend akute ADDISONartige Schockkrisen, denen kausal durch Desoxycorticosteron (palliativ auch durch große NaCl-Gaben) abgeholfen werden kann. Übrigens senkt die operative Entfernung einer Rindengeschwulst die zuvor erhöhte NaCl-Schwelle der Nieren, eliminiert somit die Hyperchlor-(natrium-)ämie. Sonst hat das NaCl nur Bedeutung bei den Verlusten infolge wiederholten Erbrechens, das nicht nur auf die Abgabe von HCl, sondern auch von NaCl hinausläuft. In Schock kommen wohl besondere NaCl-Verluste infolge Darniederliegens der Nebennierenrindenfunktion (gesenkte Nierenschwelle) hinzu. Es droht hier eine Hypochlorämie (allerdings neben Alkalose), die der Nierenfunktion verhängnisvoll werden kann.

Die NaCl-Bilanz ist von derjenigen des Wassers kaum zu trennen. Ödeme bedeuten NaCl-Verhaltung: NaCl-Verlust geht neben Exsiccose einher; sie verringert an sich schon die Diurese. Wenn auch heutzutage die Ödeme nicht mehr ohne weiteres als Folge der geringen Exkretion betrachtet werden, so dürfte die Gefahr auch des (Lungen-) Ödems bei Überschwemmung mit physiologischer Salzlösung nicht zu unterschätzen sein.

(Über den Kalkstoffwechsel vgl. Nebenschilddrüsen.)

Diese Gefahr haftet der Glykoselösung nicht so sehr an. Dem darin enthaltenen Wasser wird die Glykose bald genommen (verbrannt); sonst ist ihm nichts Wasserretentionsförderndes beigegeben. Große Mengen wenig konzentrierter Traubenzuckerlösung können dagegen schaden bei anhaltendem Erbrechen, indem das Wasser chlorbeladen erbrochen wird und einer Hypochlorämie Vorschub leistet. Auf diesem Umwege kann die Glykoselösung doch noch eine funktionelle Nierenstörung herbeiführen.

Die Alkalose infolge HCl-Erbrechens (der Organismus hält dabei als Kompensation CO_2 in den Lungen zurück und ändert die Zusammensetzung des Harns entsprechend) steht der Acidosis bei Fisteln alkalischen Inhalts (Gallenwege, Darm) gegenüber. Doch auch sonst gibt es eine Acidosis mäßigen Grades nach Operationen. Dabei ist nicht der Alkaliverlust auf dem Nierenwege primär, sondern die Anhäufung organischer Säuren des Fettstoffwechsels. Fasten und Narkoseschaden der Leber sind daran beide Schuld.

Die sogenannte Magentetanie hat mit dem Kalkstoffwechsel nichts zu tun; sie ist Alkalosefolge: der normale Serumkalkwert bezeugt dies. Anscheinend ist der Blutkalk jedoch bei erhöhtem p_H nicht genügend in tetanieverhütender Form vorhanden.

Absichtliche chirurgische Eingriffe in das Säurebasengleichgewicht usw. gibt es nicht. Zwar beseitigt die Gastroenterostomie die Alkalose der Pylorusstenose (infolge Salzsäureverlustes). Auch bedient man sich in der Chirurgie bisweilen diätetischer Maßnahmen, die das Säurebasengleichgewicht zu verschieben suchen.

Die NaCl-arme GERSON-SAUERBRUCH-HERMANSDORFFER Diät will eine Säuerung herbeiführen (allerdings ist sie auch besonders salzarm und vitaminreich) zur Förderung der Tuberkuloseheilung. Eine ketogene Acidose wird auch zur Bekämpfung der Pyelitis angewandt. Der Chirurg begegnet der Dehydration nicht nur als unerwünschter Komplikation. Bisweilen — besonders in der Chirurgie des Gehirns — bedient er sich der Dehydration als therapeutischer Maßnahme. Der Hirndruck sinkt durch osmotische Entwässerung, sei diese nun durch Magnesiumsulfat, hypertonische Salz- oder Zuckerlösung, Euphyllin oder neuerdings durch intravenöse Einverleibung einer großmolekularen „Acacia"-Lösung bzw.

des hypertonischen lyophilen Serums herbeigeführt. Eine direkte anerkannte Chirurgie der Zuckerkrankheit steht noch aus. Die Acidosis infolge unvollständiger Fettverbrennung wird allerdings bei der Behandlung komplizierender akuter Infektionsherde chirurgisch gebessert, doch ist dies bestenfalls ein entfernter Nebenerfolg.

Der **Wasserstoffwechsel** wird nicht nur humoral im Zusammenhang mit dem des Salzes gesteuert. Der Diabetes insipidus als Folge diencephaler Morphopathologie sowie die Einschränkung mittels Pitrutin oder Hypophysenimplantation deutet darauf hin. Dementsprechend haftet allzugründlichen Hypophysenoperationen u. a. auch eine gewisse Gefahr der Polyurie an.

Es ist dann zu wenig von der antidiuretischen Hormonproduktion zur Verfügung geblieben, wie sich dies auch vor einer etwaigen Operation wegen Polyurie infolge des durch den Hypophysentumor verschuldeten Druckes auswirken kann.

Von den pseudochirurgischen Oberbauchbeschwerden der Zuckerkrankheit ist hier nicht die Rede.

Der Diabetiker schafft dem Chirurgen besondere Sorgen; falls er diese einem Inneren Kollegen überträgt, soll er doch ein gewisses Verständnis für seine Mithilfe haben.

In der inneren Medizin gibt es zwei Richtungen: die ältere will mit möglichst geringen Insulindosen auskommen, was selbstverständlich auf Einschränkung der Kohlehydrate hinausläuft. Die andere will einen guten Zuckerumsatz erstreben und braucht dazu entsprechend mehr Insulin. Außerdem gibt es die Frage, ob grundsätzlich Zuckerharn, also Hyperglykämie vermieden werden soll. Wenn man eine Glykosurie mit in Kauf nimmt, ermöglicht man eine bessere Zuckerbilanz: mehr verwerteter Zucker bedeutet wohl auch größere Glykogenreserven u. a. in der Leber. Schließlich ist in Zeiten bedeutender Toleranzschwankungen (Operation, Infektion) zu bedenken, daß Acidosis (mangelhafte Zuckerverwertung) Lebensgefahr bedeutet, Glykosurie nicht. Übrigens ist die Besserung der Toleranz durch Schonung nicht bewiesen, die Gefahr der Hyperglykämie bei Jugendlichen doch im allgemeinen bei kurzer Dauer gering.

Ich glaube somit dem Diabetiker der operiert werden soll, eine reichliche Kohlehydratkost (z. T. mittels Insulin) gestatten zu können. Dies ermöglicht gute Leberfunktion und damit eine Toleranzbesserung nicht sofort Hypoglykämie bewirkt, sollte eine leichte Glykosurie die Sicherheitsbreite vergrößern. Das (eventuell) zu reichende Insulin soll somit nicht die Hyperglykämie völlig ausschalten. Nachher kann man mit den Kohlehydraten und dem Insulin heruntergehen; doch den Höchstleistungen, die eine Operation vom Organismus fordern kann, dürfte dieser am besten mittels großer Kohlehydratgaben gewachsen sein, die auch während der etwa erforderlichen Ruhe im Bauch parenteral oder rectal zugeführt werden sollten. Bei örtlicher Betäubung oder einer Gasnarkose sollte davon nicht Abstand genommen werden. Auch beim Nichtdiabetiker sollte man an die geringen Kohlehydratreserven des Organismus denken. Damit nicht eine schwere Acidose und Ketose die unausbleibliche Folge wird, soll bei mehrtägiger Karenz wenigstens so viel Zucker gereicht werden, daß die zur Deckung des Calorienbedarfs erforderliche Fettverbrennung auch ketonfrei stattfinden kann.

Sonst erfreut sich eine kohlehydratreiche Leberschonkost eines besonderen Rufes bei Gallen- und Pankreasleiden. Die Fette sollen dabei manchmal eingeschränkt werden. Hierfür gibt es drei Argumente: Erstens: die Fette schaden; sie beanspruchen die Leber stark; die Pankreassekretion wird angefacht. Als zweites Argument, das meines Erachtens weniger schwer wiegt, gilt die schlechte Ausnutzung der Fette. Allerdings kann die Resorption der Fette durch Zusatz gallensaurer Salze gefördert werden. Auch ist der Organismus nach neuester Erkenntnis nicht imstande, alle Fette (die mehrfach ungesättigten; Vitamin F) zu synthetisieren und die Calorien des dennoch verwerteten Fettes dürften — bei lange währender Erkrankung — nicht zu verschmähen sein. Drittens verursachen Fette (Eidotter und Rahm!) Gallenblasenkontraktionen; sie fördern somit die Dränage der Gallenwege, führen aber auch Koliken herbei. Nach der Operation werden oft Bitter- oder Glaubersalz vorgeschrieben, die dasselbe leisten. Warum gibt es denn eine Gegenanweisung für Fette? Vor der Operation dagegen dürfte die Vorsicht, die sich auf Fette und die erwähnten Salze bezieht, allerdings oft Sinn haben.

Die Eiweißverdauung und der Eiweißbedarf spielen in der Chirurgie eine untergeordnete Rolle. Die Nahrungskarenz dauert selten so lange, daß einem chirurgisch Kranken von dieser Seite her Gefahr droht. Die Eiweißreserven sind groß (Muskeln!); auch werden die Fettreserven mehr beansprucht. Außerdem gibt es die Möglichkeit wiederholter Bluttransfusionen, die laufen auch auf parenterale Einverleibung verträglichen Eiweißes hinaus. Neuerdings sind Seruminfusionen (auch lyophile) hinzugekommen. Das Neueste auf diesem Gebiete jedoch ist die Einverleibung reiner Aminosäurengemische (in eine Ader): in entsprechender Auswahl zugeführt, wird dem Organismus die Eiweißingestion überflüssig (ELMAN).

In letzter Zeit liegen jedoch Angaben vor, daß Eiweißmangel namentlich bei Magendarmoperierten praktische Bedeutung haben kann: Hypoproteinämie schafft Ödembereitschaft. Lange laufende intravenöse Tropfinfusionen sind nicht gerade gleichgültig! Gewisse postoperative Störungen, die sogar manchmal den Gedanken an einen technischen Fehler nahelegen, sollen nach RAVDIN nur Ödemfolgen sein, auch in den ope-

rierten Organen, die verschwinden, sobald die Konzentration der Plasma-
proteine wieder normal wird.

Die **Stoffwechselkrankheiten** haben immer als ein Teilgebiet der
inneren Medizin gegolten, und bis vor kurzem hat sich die Chirurgie
kaum an sie herangewagt. Es wurden allerdings Fett-(Hänge-)Bäuche
abgetragen, und in der Unterbauchchirurgie wird mit der Erhaltung der
Adnexe eine gewisse Prophylaxe der Matronenfettsucht getrieben. Neben-
niereneingriffe verringern nebenbei die Fettsucht des Stammes (Hals,
Rumpf, Gesicht) beim Interrenalismus. Die sogenannte paraplegische
Form der Fettsucht, auch die Hemiatrophie, hinter welcher man doch
Nerveneinflüsse erwarten sollte, wird man wohl als künftig einmal einer
neurochirurgischen Intervention zugänglich betrachten, um so mehr, als
in letzter Zeit experimentelle Untersuchungen u. a. Kurés die Bedeutung
der autonomen Innervation für den Fettstoffwechsel dargetan haben.
Auch hier ergeben sich gegensätzliche Effekte bei ortho- und parasympathischer Reizung bzw. Pharmakomimetik, und zwar fördert der
Parasympathicus anscheinend Depotfettanhäufung. Und die Strumektomie beim Basedow hat von jeher den Gesamtstoffwechsel reduziert
und dabei eine Art operative Behandlung der endokrinen Magersucht
getrieben. Daran hat sich neuerdings einiges geändert. Im vorstehenden
wurde beim Hirnanhang schon darauf hingedeutet.

Die hypophysäre Kachexie (Simmonds) hat in dem Versuch Kylins
der Überpflanzung von Kalbshypophyse vielleicht keine Heilung, aber
doch eine lange währende Besserung erfahren. Neuerdings wurde sogar
die Anorexia nervosa — die psychisch bedingte extreme Abmagerung
mit Amenorrhoe usw. als funktioneller Simmonds gedeutet (v. d. Horst).
Auch mit den Erkrankungen des Zuckerstoffwechsels befaßt sich die
Chirurgie neuerdings. Die Zuckerkrankheit als Folge einer (chirurgischen)
Cholelithiasis oder Pankreasnekrose möchte ich noch — als weniger gesichert — beiseite lassen. Die transitorische Glykosurie bei Gallenkoliken
weist — wie die Fermententgleisung — mit Bestimmtheit auf den Haupt-
gallengang, und zwar auf dessen Papillenteil hin; es wird eine Stoff-
wechselstörung dabei als chirurgisches (Lokal-) Diagnosticum verwendet.
Die chirurgische Behandlung des Diabetes ist bisher nicht über Versuche
hinausgekommen. Es liegen Angaben vor, (insulinrefraktäre) Diabetes-
fälle auf funktionell-korrelativem Wege zu bessern: Einmal bezweckten
Hypophysenoperationen anscheinend, das kontrainsuläre Hormon zu
beseitigen; das andere Mal wurde Splanchnicektomie herangezogen, wohl
um den Nebennierenfaktor zu schwächen. Auch darin könnte der Erfolg
eines Hypophyseneingriffs begründet sein. Doch hat sich die Operation
des sogenannten Hyperinsulinismus bewährt. Es gibt Leute, die sich
infolge spontaner hypoglykämischer Anfälle, nicht nur psychisch sonderbar verhalten, mehrfach als Betrunkene eingewiesen werden, sondern sich

auch zur Kupierung ihrer Anfälle eine besondere Kohlehydratgefräßigkeit angewöhnt haben. Oft finden sich als morphologische Ursache ein (oder mehrere) Adenome aus Inselzellen in der Bauchspeicheldrüse. Die Beseitigung dieses Adenoms heilt den Hyperinsulinismus falls er nicht durch funktionstüchtige Lebermetastasen fortgesetzt wird. Doch kann es sich anscheinend auch um eine morphologisch kaum, und quantitativ gar nicht erfaßbare Hyperfunktion oder Hypertrophie sämtlicher Inseln handeln. Da kann die grobe Entfernung eines ganzen Abschnitts der Bauchspeicheldrüse noch die Heilung des Hyperinsulinismus bewirken. Es möge zugestanden werden, daß in solchen Fällen ein funktioneller Gegensatz zum Diabetes chirurgisch erschlossen und beseitigt wird. Die Implantation eines Inselzellenadenoms bessert anscheinend jedenfalls zeitweilig beim Empfänger den Diabetes.

Extremitätengefäße. Hochdruck.

Es ist eine bekannte Tatsache, daß die Thrombose einer Femoralvene sich in einem starken Ödem der betreffenden Hinterextremität auswirkt: Ein Paradigma morphologisch begründeter Pathologie sollte man sagen: der Venenrückfluß wird abgesperrt — folglich Transsudation gestauter Flüssigkeit in die Gewebe hinein. Und dennoch handelt es sich dabei keineswegs ausschließlich um morphologisch erfaßbare Pathologie, wenn es sich auch ebensowenig um rein funktionelle Pathologie handelt. Wenn man nach dem Vorschlag LERICHEs den homolateralen Lendensympathicus zeitweilig ausschaltet (mittels wiederholter Novocainisation), bildet sich das Ödem schnellstens zurück (auch das Fieber!). Das autonome Nervensystem ist somit an dem Zustandekommen des Thromboseödems beteiligt. Wenn man nur genau wüßte, wann sich die Thrombose ereignen würde, könnte man dem Ödem wahrscheinlich auch vorbeugen. Eine entsprechende Prophylaxis läßt sich wenigstens bei der arteriellen Embolie anwenden. Falls man bei der akuten Verstopfung einer Femoralarterie sofort den Lumbalgrenzstrang ausschaltet, bildet sich die Leichenblässe, die Kälte der Extremität zurück; der Nekrose wird vorgebeugt. Das ist nur verständlich auf nachfolgendem Wege: Es werden anscheinend in beiden Fällen von dem verschlossenen Gefäß über den Lendensympathicus den nicht verschlossenen Kollateralen gefäßverengernde Impulse erteilt. Diese verschulden das Ödem bzw. die anämische Nekrose. Beide können bei fortbestehender morphologischer Grundlage abgewendet werden. Ja, die am Sympathicus angreifende Therapie ist der Embolektomie allein anscheinend überlegen, und dennoch will die Embolektomie die initiale morphologische Pathologie ausschalten. Die zeitweilige sympathische Entnervung (Novocainisation des Ggl. stellatum) wurde sogar zur Gefäßerweiterung herangezogen bei der Lungen- und Hirnembolie (LERICHE).

Nur funktionell pathologisch ist auch die Heilwirkung der Exstirpation infolge örtlicher Pathologie verödeter (thrombotischer) Schlagadern zu verstehen. Sie bessert den peripheren Gesamtkreislauf in dem einschlägigen Gliede ohne Wiederherstellung der arteriellen Hauptbahn. Auch dieser Effekt ist der funktionellen Pathologie zu verdanken. Kollateralen werden erweitert, vermutlich durch Absperrung konstriktorischer — reflektorischer — Impulse, die vom pathologischen Schlagadersegment ausgehen.

Dauerhafte Eingriffe in die funktionelle Pathologie des Arteriensystems (Grenzstrangexstirpationen) zeitigen anerkanntermaßen Erfolge bei der BÜRGERschen Gefäßverengerung, die sich nach SGALITZERS arteriographischer Untersuchung als zum Teil nicht-anatomisch (= weitbar) herausstellt. Ähnlichen Nutzen tragen Sympathicusoperationen nach Erfrierungen ein.

Entsprechendes gilt von der RAYNAUDschen Erkrankung. Vorübergehende Erfolge der funktionellen Pathologie des peripheren Gefäßsystems gegenüber will man mittels Oestradiolbenzoat gezeitigt haben, wurden auch mit Azetylcholin angestrebt.

In diesem Zusammenhang ist auch der chirurgischen Behandlung des **Hochdrucks** zu denken. Der essentielle Hochdruck ist ja eine reine Betriebsstörung, ein Paradigma der funktionellen Pathologie, dem der Hypertonus der peripheren Strombahn zugrunde liegt. Die Splanchnicusdurchschneidung, auch die Exstirpation des Ggl. coeliacum, raubt hauptsächlich den Eingeweiden die Vasokonstriktion und der Hochdruck sinkt.

An den Erfolgen dieser Chirurgie des Hypertonus, um welche sich besonders ADSON, PEET sowie CRILE Verdienste erworben haben, beteiligt sich wohl auch die orthosympathische Entnervung der Nebennieren. Auch könnte ein nierengefäßerweiternder Faktor im Sinne GOLDBLATTS hineinspielen.

In der chirurgischen Pathologie peripherer Gefäßleiden hat man neben SGALITZERS vergleichender Angiographie auch rein funktionelle Tests: Hautthermometrie, Oszillographie. Sie werden nicht nur zur Differentialdiagnostik herangezogen, sondern auch — etwa in Verbindung mit der Grenzstrangggangliennovocainisation — zur Schätzung des Erfolges in Aussicht genommener Ganglionektomie.

In jedem chirurgischen Handbuch und sogar auch in mancher Anatomie findet man Angaben über gefährliche Stellen, an denen der Unterbindung eines arteriellen Hauptstammes mit großer Wahrscheinlichkeit periphere Ernährungsstörungen folgten. An anderen Orten ist eine entsprechende Ligatur weniger gefährlich oder völlig unschuldig; das soll in dem Vorhandensein normalanatomischer Kollateralen begründet sein und ist es auch tatsächlich. Doch ist die Chirurgie der peripheren Schlagadern keineswegs so beschränkt, wie man aus obigem folgern würde, gelten die „Regeln" doch nur für Gefäßligaturen wegen akuter Pathologie. Bei Eingriffen an arteriellen Hauptstämmen wegen chronischer Pathologie (Aneurysma z. B.) ist eine Nekrose im Gefolge hauptstammverödender Operationen sehr selten (Fossa poplitea!). Gefäßerweiternde Sympathicusoperationen sind dazu nicht einmal erforderlich, und um rein funktionelle Aushilfe handelt es sich somit nicht. Die Erklärung liegt in der während chronischer Pathologie erfolgenden Erweiterung schon vorhandener Kollateralen und Ausbildung neuer. Die Funktionsübernahme ist somit bei chronischer Pathologie schon eingeleitet, was den Chirurgen fast aller Ligaturschranken enthebt.

Das Aneurysma arteriovenosum wird an der vorangegangenen Ursache, an der pulsierenden Schwellung an entsprechender Stelle sowie an der Überfüllung der Adern und am Geräusch erkannt; dies sind vorwiegend morphologische Kriterien, die dennoch die Differentialdiagnose kaum sicher stellen lassen. Zu möglichst großer Sicherheit in der Diagnostik kann nun ein Zeichen aus dem Gebiet der funktionellen Pathologie verhelfen. Falls man am Leistenband eine beliebige (normale) oder irgendwie sonst pathologische Schenkelarterie digital absperrt, ist im besten Falle eine leichte Änderung der Pulszahl die Folge. Ganz anders ist es beim arteriovenösen Aneurysma. Bei diesem wirkt sich die Kompression der Schlagader oberhalb des arteriovenösen Aneurysmas in starker Pulsverlangsamung, Beruhigung der Herztätigkeit aus: Die arteriovenöse Fistel hatte nämlich vorher — bei großem Druckgefälle — die Entleerung des Arteriensystems ins Venensystem über Gebühr erleichtert, den Kreislauf beschleunigt, und dementsprechend war die Pulszahl bedeutend erhöht. Bei der Kompression sank sie annähernd auf die Norm zurück (HOLMAN).

Das arteriovenöse Aneurysma der Nierengefäße kann allerdings neben Tachykardie Hochdruck verschulden (GOLDBLATT-Effekt). Mittels unumgänglicher Nephrektomie wird dabei Blutdrucksenkung erreicht (RIEDER).

Strahlentherapie. Infektionen.

Die **Strahlenbehandlung** spielt in der Chirurgie eine zweifache Rolle. Das eine Mal greift sie das pathogene Agens oder das krankhafte direkt an, das andere Mal bleibt dasselbe von dem Einfluß der angewandten Strahlen verschont: die Strahlen fördern dann die Abwehrkräfte des Organismus; mittels seiner Zellen und Gewebe wird eine Erkrankung überwunden: d. h. in solchen Fällen läuft die Strahlenbehandlung auf eine funktionelle Therapie hinaus.

Die rezente Höhensonnenbestrahlung im Operationszimmer (HART) soll durch direkte Keimtötung die Sterilität fördern. Inwieweit diese erforderlich ist, bleibe dahingestellt. Die Ultraviolettbestrahlung bei der

Rachitis jedoch nützt bekanntlich auf andere Weise. Sie befähigt den Organismus dadurch zu richtiger Knochenbildung, daß sie — wie in vitro — Cholesterin in D-Vitamin verwandelt. Die Therapie setzt an ganz anderem Ort (der Haut) an, als wo der Erfolg gewünscht wird: hier wird zweifellos funktionelle Pathologie kuriert.

Die Röntgentherapie maligner Geschwülste läuft nach landläufiger Ansicht auf regelrechte Vernichtung der Geschwulstzellen hinaus. Was der Organismus der Patienten an Bindegewebsbildung beisteuert, ist anscheinend ganz nebensächlich. Mit funktioneller Pathologie hat diese Röntgentherapie kaum zu etwas schaffen. Doch wird der strahlentherapeutische Erfolg nicht immer auf diese direkte Weise erreicht. Bei den Hirngeschwülsten (Gliomen) nützt sie gewiß nicht nur dadurch, daß Geschwulstzellen vernichtet werden. Kaum weniger wichtig dürfte dabei der sekretionshemmende Effekt an den Chorioidealplexus sein. Der Liquorproduktion wird entgegengewirkt, was auf Einschränkung des Hirndrucks hinausläuft; denn derselbe wird ja keineswegs immer nur durch das Geschwulstwachstum an sich verschuldet. Die erstrebte Besserung ist also teilweise auch ein funktioneller Erfolg.

Anders ist die Sachlage bei der Röntgenbestrahlung der Weichteiltuberkulose und bei der neuerdings wiederaufgelebten Bestrahlung akuter Infektionen. Hier werden anerkanntermaßen die Bacillen bzw. Kokken durch die Strahlen nicht geschädigt. Die Abwehrfunktion des Organismus wird eingeschaltet, verstärkt. Bei der Tuberkulose wird das Bindegewebe mit den Lymphocyten aktiviert; bei akuten Infekten dürfte die geförderte Leukocyteneinschmelzung Hauptsache sein. Auch hier handelt es sich um Funktionelles, nicht um angewandte reine Physik.

Falls die Chirurgie sich mit **Infekten oder Entzündung** beschäftigt — und das gilt namentlich von der operativen —, dann handelt es sich meistens um gröbste morphologische Chirurgie: Abscesse werden geöffnet, ein Empyem dräniert oder entfernt (Gallenblase), eine Typhusperforation des Darms wird übernäht usw., oder gar eine bacillengefüllte Gallenblase wird dem ehemaligen Typhuspatienten, der sich längst mit diesen Mikroorganismen abgefunden hat, entnommen. Auf solche Weise sucht der Chirurg jedoch weder die Stoßkraft der Mikroben zu brechen, noch die Kampfbereitschaft des Organismus zu heben. In den Kampf des Kranken mit seinen bakteriellen Gegnern mischt er sich eigentlich nicht direkt ein. Zwar gab es Versuche einer Therapia sterilisans magna: die interstitielle keimfeindliche Umspritzung eines Entzündungsherdes als Paradigma dürfte sich nur gelegentlich in der Serotherapie erhalten haben. Sonst sind wohl alle derartigen Versuche fehlgeschlagen. Mit den neuzeitlichen bakteriostatischen Sulfonamiden steht es anscheinend doch etwas anders. Das Wachstum der Bakterien wird aufgehalten und inzwischen kann der Organismus das Übergewicht erstreben und mit seinen Gegnern fertig werden. Übrigens überschätze man die Bedeutung der Sulfonamide in der Chirurgie nicht. Von einer Verdrängung der alten anatomischen Chirurgie ist bisher keineswegs die Rede (KIRSCHNER). Bei der von den meisten Chirurgen befürworteten Röntgentherapie der Drüsentuberkulose werden die Bacillen nicht abgetötet; doch werden anscheinend die geweblichen Abwehrkräfte gehoben. Dabei wird somit schon eine Besserung gewisser Funktionen der Patienten herbeigeführt. Die Goldbehandlung der benignen Rectumstriktur als (Teil-) Erscheinung des Lymphogranuloma venereum inguinale gehört auch hierher: die defensiven Funktionen werden gehoben. Allerdings ist dabei manchmal eine Sigmoidostomie als Repräsentant morphologischer Therapie nicht zu umgehen. Ein sehr schönes Beispiel allerdings nur einseitiger Stärkung der Abwehrfunktionen des Organismus ist in der aktiven spezifischen Immunisierung gegeben. Derselbe Gedanke (Similitätssatz) liegt der Homöopathie zugrunde. Um aktive Immunisierung handelt es sich wohl auch bei mehrzeitigen Colonresektionen: Mancher Chirurg wird mit mir den Eindruck haben, daß sich ernste Infektionen beim zweiten und dritten Eingriff selten ereignen. Man bekommt den Gedanken, der Kranke habe sich etwa beim Bauchwandabsceß der Colostomie im ersten Tempo an seine eigene Colibacillen usw. gewöhnt; er stehe ihnen nunmehr besser bewaffnet gegenüber als bei einer einzeitigen Colonresektion. Darin wäre eine zweite Anzeige zur vorbereitenden Colostomie begründet. Allgemeine Hebung der Widerstandskräfte des Organismus, Anfachung allgemeiner Reaktionsbereitschaft, findet in der Chirurgie schon eher Berücksichtigung (Omnadin).

Die Hyperämie als Heilmittel sucht durch Stauung oder auch aktiv — mittels Kataplasmen usw. — örtlich die Abwehrkräfte des Organismus zu heben. Auch die äußerlich applizierte Wärme bei Entzündungsprozessen im Innern des Bauches hat denselben Sinn; doch ist die funktionelle Pathologie dabei noch durchsichtiger. Die Wärme dringt dabei kaum einfach in die Tiefe; es muß sich somit wohl um reflektorische Gefäßerweiterung in segmental zugehörigem Gebiet handeln: die vasomotorische Funktion wird eingeschaltet. Dasselbe gilt von der Eisblase auf dem Bauch, von der man eine Linderung intraabdomineller Entzündungsprozesse erhofft. Bisweilen jedoch sucht die Chirurgie den Kranken auf operativem Wege im Kampf mit den Mikroben zu stärken, indem er ihnen Schlupfwinkel nimmt. Nach der Tuberkulosenephrektomie wird der Organismus mit der Blasentuberkulose besser fertig; die Splenektomie soll immer wiederkehrende Malariaanfälle beenden. So gestattet die Ligatur des offenen Duktus (BOTALLI, GROSZ), manchmal dem Kranken, mit einer Lenta-Infektion fertig zu werden, da nunmehr die Aussaat fehlt. Und die Venenligatur bei septischer Thrombophlebitis stärkt den Organismus, indem er den Mikroben den Eintritt in den Gesamtorganismus verwehrt. Doch will mir eine regelrecht chirurgische Maßnahme zur Hebung der allgemeinen Abwehrkräfte oder zur Beseitigung etwaiger Infektionsbereitschaft nicht einfallen.

In der letzten Zeit wurde die Bedeutung parasympathicomimetischer Pharmaca für die Antikörperbildung sehr wahrscheinlich (FREY); daraus könnte sich künftig einmal eine Anwendungsmöglichkeit für die Chirurgie ergeben, vielleicht auch mittels orthosympathischer Nervenopferung.

Schließlich ist das Fieber mancher, besonders entzündlicher Erkrankungen nicht an sich zur Heilung erforderlich, nicht ohne weiteres Heilfieber. Es könnte gleich gut nur die Folge des Kampfes sein. Dann wäre den Kranken nur mit pharmakologischer oder physikalischer Erniedrigung hoher Fiebertemperaturen genützt, die beim nichtinfektiösen, zentralnervösen Fieber der Neurochirurgie alltäglich ist. Es ist erlaubt, bei chirurgischen Infekten sich in die Funktion der Wärmeregulierung einzumischen, dem Befinden des Patienten zuliebe, ohne ihm dabei durch Beeinträchtigung seiner Abwehrkräfte zu schaden. Die Fieberkurve verliert dabei allerdings an diagnostischer und prognostischer Bedeutung.

Es ist eine Erfahrungstatsache, daß Entzündungsschmerzen durch Morphium weniger gelindert werden, als etwa durch Pyramidon. Die Verwendung der üblichen Antipyretica (die modernen Sulfonamidpräparate wirken wohl auch antipyretisch) bei chirurgischen Infekten hat somit zweifachen Sinn. Wie der analgetische Effekt zustandekommt, gerade beim entzündlichen Schmerz, ist wohl so zu verstehen: Genau so wie dem Calcium (besonders bei allergischen Erscheinungen) kommt dem Pyramidon usw. eine gefäßdichtende, exsudationswidrige Wirkung zu. Mit der Verabreichung erstrebt man auch einen antiphlogistischen Erfolg und über diesen die Schmerzlinderung. In demselben Sinne antiphlogistisch scheint auch die salzarme Diät bei Tuberkulosekranken wirksam zu sein.

Transplantationen. Wundheilung. Geschwülste.

In der Praxis und Lehre von den **Transplantationen** gibt es Grundsätze anatomisch-technischer und biologischer Art. Erstere befassen sich mit den Anforderungen in bezug auf trockenes, schonendes Operieren, auf etwaige Stielverhältnisse und den Implantationsort bzw. die Implantationsweise (Gefäßnaht!). Ihre Bedeutung für das Gelingen einer Transplantation steht aber weit hinter derjenigen biologischer, funktioneller Anforderungen zurück. Autotransplantationen — frei und gestielt — sind nahezu die einzigen, mit deren Erfolg zu rechnen ist. Gewebe, die einem anderen, wenn auch artgleichen Organismus — Homoiotransplantation — entstammen, heilen im allgemeinen nicht an, ungeachtet der höchstentwickelten Technik. Unterschiede der Eiweißindividualität sind daran schuld. Die moderne Kenntnis der Blutgruppen im Zusammenhang mit der Transfusion hat diese Unverträglichkeit der Homoiotransplantate unserem Verständnis näher gerückt. Es hieß schon, daß eine Aussicht auf Anheilen eines Homoiotransplantates vielleicht noch bei Rassengleichheit und naher Blutsverwandtschaft (Mutter-Tochter) bestehe. Dahinter kann Blutgruppengleichheit oder -verträglichkeit stecken. Und neuerdings wurden Stimmen laut, eine Homoiotransplantation nur noch bei Blutgruppengleichheit zu versuchen, da sonst kein Erfolg möglich sei. Es drohen sogar große Gefahren bei Blutgruppenungleichheit im — durchaus seltenen — Fall gestelter Homoiotransplantation. Es können sich unerwartet schnell Gefäßverbindungen ausbilden und beide Teile, Spender und Empfänger des Stiellappens sind in kurzem der serologischen Gefahr unzulässiger Bluttransfusion ausgesetzt. Die Folgen, Ikterus, Anämie, Hämolyse, Kollaps, werden durch enge Verwandtschaft (Schwestern) nicht verhütet (REINHARD).

Transplantation und Blutübertragung werden somit auf ähnliche Weise seitens der Eiweißindividualität der Gewebe und des Blutes beherrscht bzw. bedroht, und diese nichtmorphologische Eigenschaft wiegt schwerer als alle Transplantationsmorphologie, handelt es sich bei der Eiweißindividualität doch bestensfalls um eine chemische funktionelle Struktur! Endokrinwirksame Transplantate sind beim entsprechenden Organ angeführt. Doch auch im allgemeinen ergibt sich bei deren Transplantation die Bedeutung der funktionellen Pathologie. Endokrintätige Transplantate, für die ein funktioneller Bedarf nicht vorlag (z. B. Parathyreoidimplantation ohne vorliegende Hypoparathyreose) erhalten sich nicht. Auch sonst, in der chirurgischen Implantation vergleichbaren Fällen, gibt es Hinweise auf die Bedeutung der Funktion. Bei der an Diabetes insipidus leidenden Frau bessert sich die Harnruhr vorübergehend während der Schwangerschaft; das verdankt sie allem Anschein nach der fötalen Hypophyse, die dabei wohl auch hypertrophiert. Der Leibesfrucht einer ungenügend behandelten Zuckerkranken wird seitens der Mutter eine Hyperglykämie aufgezwungen; der Fötus wehrt sich mittels Hypertrophie seiner Pankreasinseln, die auf eine mit unbewaffnetem Auge erkennbare Größe heranwachsen können. (Dieser funktionellen Hyperplasie ihrer Pankreasinseln fällt die Leibesfrucht als Neugeborenes hypoglycämisch zum Opfer.) Auch hier — man möchte fast sagen in Parabioseverhältnissen — fördert der funktionelle Bedarf eines Organismus Funktion und Wachstum der Organe, die allerdings in dem anderen Individuum verbleiben, jedoch zeitweilig die Rolle entsprechender Transplantate spielen. Die Heranziehung des thyreotropen Hormons zur Förderung homoioplastischer Schilddrüsentransplantation hat sich wenigstens im Tierexperiment bewährt. Ob sich ein

Homoiotransplantat in der Form eines einem Spontanhypoglykämiker entnommenen Inselzellentumors bei einem beliebigen zuckerkranken Empfänger dauernd erhält dürfte noch nicht erwiesen sein.

Die Lehre von der **Wundbehandlung** hat sich auch gewisse funktionell-pathologische Daten zunutze gemacht. Allerdings steckt hinter den diesbezüglichen Neuerungen ein guter Teil der wiederaufgelebten mechanischen Schonung. Die Erfolge der Vaselin- und Lebertransalbengipsverbände, die bei der Osteomyelitis wochenlang liegenbleiben, ist wohl nicht nur auf funktionellem, biochemischem Wege zu verstehen. Zeitgemäß hat man die Vorzüge der Lebertranwundbehandlung (LÖHR) dem Vitamingehalt (A und D) zugeschrieben. Neuerdings wurden Stimmen laut, der besondere Erfolg sei den im Tran enthaltenen ungesättigten Fettsäuren zu verdanken; dabei könnte die Frage sich nur dem Vitamin F zugewandt haben. Dem Vitamin C kann anscheinend bei der Wundheilung eine Bedeutung nicht abgesprochen werden. Die Hormonanwendung beschränkt sich in der Wundbehandlung — mit wechselndem Erfolg — auf Insulin und Thyroxin. Dagegen hat man funktionelle, hyperämisierende Verfahren (Sympathektomie) mehrfach mit Erfolg herangezogen, auch das Parasympathomimeticum Acetylcholin benutzt. Als sonstige humorale Beeinflussung sind nur wenige kasuistische Beispiele in bezug auf Säurebasengleichgewicht und Salzarmut anzuführen. Sonstige operative, korrelativ geplante Ferneingriffe haben zunächst keine Anerkennung gefunden.

In der Chirurgie der **gutartigen Geschwülste** handelt es sich fast ausnahmslos um morphologische Pathologie, mit der funktionelle Pathologie nicht verknüpft ist. Die Fibroadenome der Brustdrüse haben zwar anscheinend eine hormonale Ursache (vielleicht auch der Krebs), doch hat sich daraus eine funktionelle Therapie noch nicht ergeben. Inwieweit der Interrenalismus doch noch hypophysär verschuldet sein kann, läßt sich bisher nicht übersehen. Allerdings wäre entsprechendenfalls für die Nebennierengeschwulst die Bezeichnung korrelative Hyperplasie zu erwägen. Und es bleibt somit rein theoretisch die Möglichkeit durch die Operation einer basophilen Hypophysengeschwulst die Nebennierenvergrößerung des Interrenalismus einer Rückbildung zu unterziehen. Die Gynäkomastie, die als korrelative Hypertrophie der gutartigen Geschwulst doch recht nahesteht, bildet sich nach Abtragung des Hodentumors zurück. An dem hormonalen Hintergrund der Fibromyomata uteri ist kaum noch zu zweifeln. Über Endometriose (Endometriome) vgl. daselbst.

Die bösartigen Geschwülste und deren Behandlung haben auch ziemlich selten einen funktionellen Hintergrund. Vom PAGET-Sarkom, auch vom Brustdrüsenkrebs, liegen Vermutungen in bezug auf eine humorale Ätiologie (im letzteren Fall hormonale: Follikelhormon) vor. Das

Chorionepitheliom ist am frühesten am Prolan(Hormon-)gehalt des Harns kenntlich, der auch beim Mann die etwa inzwischen aufgekommenen Metastasen gewisser Hodengeschwülste postoperativ verrät. Die Lebermetastasen der Pankreas-Inselzellengeschwülste können anscheinend den Hyperinsulinismus weiter fortführen. Die Metastasen eines malignen Schilddrüsenadenoms können nach der totalen Strumektomie das Myxödem hintanhalten. Bekanntlich ist die Prognose des Brustdrüsenkrebses während Schwangerschaft und Lactation außerordentlich schlecht. Die Hyperämie leistet der Geschwulstausbreitung begreiflicherweise Vorschub. Dementsprechend befürworten mehrere Chirurgen beim Brustkrebs vor der Menopause die der Amputation anzugliedernde sogenannte Röntgenkastration. Nach derselben unterbleibt die cyclische Hyperämie der Brustdrüse: die Gefahr des Rezidivs oder der Wachstumsbeschleunigung wird verringert.

Die enge chemische Verwandtschaft des Cholesterins, doch besonders der Sexualhormone mit experimentell-carcinogenen Stoffen, in Verbindung mit der Tatsache, daß die Krebsleiden dem Alter der zurückbleibenden Sexualdrüsentätigkeit entsprechen, läßt zweifelsohne Gedanken im Sinn einer chemisch-funktionellen Krebsätiologie, -prophylaxe oder -therapie aufkommen. Man möge sich der hormonalen Behandlung der Prostatahypertrophie (des Periurethralen Adenoms) erinnern. Von der Ostitis fibrosa generalisata über die „braunen Geschwülste" zu den Osteosarkomen gibt es bisweilen unscharfe Grenzen. Die ersterwähnte ist zweifellos endokrin bedingt, die letzteren sind es, soweit bekannt, nicht.

Im Vorangehenden wurde oft der Gegensatz funktioneller und morphologischer Pathologie betont. Doch erweist sich dieser nicht immer als scharf. So könnte man z. B. fragen: Wo hört die Hyperfunktion beim Turnen auf und fängt die Hypertrophie der athletischen Muskeln an?

So ist ferner an der morphologischen Pathologie des Pförtnerkrebses nicht zu zweifeln; die Entleerungsbeschwerden beim pylorusfernen Ulcus sind wohl spastischer, somit funktioneller Art; auch Zweifel hieran hegt keiner angesichts des Geschwüres. Warum sollte es denn anders sein mit der Passagestörung des auf irgendeine Weise operierten Ulcuskranken?

Funktionell ist die Pathologie beim Gefäßspasmus, doch seine Folge, das vorübergehende Ödem, nähert sich schon der morphologischen Pathologie.

Wohin gehört die Colica mucosa? Wo hört die Divertikulose des Dickdarms auf und wo beginnt die Divertikulitis am „Vagusdarm"?

Und wer markiert eine scharfe Grenze, auf deren einen Seite sich vasomotorische, leiomyospastische und sekretorische Erscheinungen befinden, auf derselben oder auf der anderen Seite die seröse Entzündung, bzw. die örtlichen allergischen Reaktionen mit fakultativem hämorrhagischen Einschlag, als Übergang zur altbekannten anatomischen Entzündung mit Rubor, Dolor usw.?

Knochen. Gelenke. Muskeln.

Die chirurgische Pathologie der **Knochen und Gelenke,** also die orthopädische Pathologie, ist noch immer vorwiegend anatomisch-mechanisch fundiert. Versuche z. B., der Pseudarthrosenpathologie eine nichtmorphologische Basis zu unterbreiten, sind im großen und ganzen fehlgeschlagen. Die Entstehung einer Pseudarthrose dürfte fast immer von örtlichen Verhältnissen herrühren: Zermalmung der umgebenden, etwa auch noch spärlich vorhandenen, gefäßführenden Weichteile (am Unterschenkel), Defektbrüche, Interposition, Distraktionen. Auch die gewöhnliche Knochenbruchheilung hat kaum je einen funktionellen Hintergrund. Namentlich haben im allgemeinen Vitamine, Hormone, sowie das autonome Nervensystem keinen besonderen Einfluß.

Ich erinnere mich allerdings eines Patienten, der während der Heilung seines Knochenbruchs eine ganze Reihe von Nierensteinen entleerte. Vorher hatte er nie Koliken gehabt, seitdem hat er nie wieder Schmerzanfälle bekommen. In diesem übrigens seltenen Fall hat sich die Kalkmobilisation zur Knochenbruchheilung wohl als funktionelle, vorübergehende Ursache der Nephrolithiasis ausgewirkt. Es gibt weitere Ausnahmen. Die Osteoarthropathie der Tabes, der Syringomyelie und anderer Nervenleiden ist allerdings pathogenetisch nicht geklärt, insoweit, als der Beweis nicht vorliegt, daß an derselben mehr als der Sensibilitätsverlust beteiligt ist. Und wenn dabei auch eine trophische Ursache mitspielen könnte, so hätte dies doch vorläufig keine praktische Bedeutung, insofern es sich um unheilbare Grundleiden handelt. Die sogenannten Spontanfrakturen der Tabes usw. legen den Gedanken einer neurotrophischen Knochenbrüchigkeit schon näher; namentlich in Verbindung mit der Hartnäckigkeit mit der sie sogar der Autoplastik trotzen. Mittels Sympathicuschirurgie erstrebte Erfolge sind mir nicht bekannt.

Bei der SUDECKschen ,,Reflex''-Atrophie der Knochen in traumatisiertem Gebiete kleiner Knochen handelt es sich anscheinend um mehr als Inaktivitätsatrophie. Nach LERICHE fördert die sympathische Ganglionektomie die Restitution der Knochen: es handelt sich also um sympathische Reflexatrophie bzw. um der Kausalgie verwandte trophische Störungen, falls nicht nur gestörte Vasomotorik zugrunde liegt.

Die sympathische Entnervung wurde auch erfolgreich herangezogen um durch Wachstumsförderung den Ausgleich eines Längenunterschieds

der hinteren Gliedmaßen auf funktionellem Wege herbeizuführen. Am
noch nicht Erwachsenen läßt sich umgekehrt das noch zu erwartende
epiphysäre Längenwachstum ausschalten und auf gleichfalls funktionelle Weise wird der Längenunterschied selbsttätig ausgeglichen
(Pphemister's Epiphysiodesis); sonst gibt es allerdings die oft über-
legenen, etwas heroischen osteotomierenden Verlängerungs-(bzw. Ver-
kürzungs-)operationen des direkten, anatomisch-mechanischen Angriffs.

Die Integrität der Knochen bedarf gewisser Vitamine. Die Hypo- bzw.
Avitaminose C verschuldet Osteoporose, etwa auch Spontanbrüche
(Möller-Barlow) und infolge der hämorrhagischen Diathese subperio-
stale Hämotome. Mangel an D-Vitamin bringt Rachitis, im späteren
Leben Osteomalacie hervor. Es leuchtet ein, daß Frakturpatienten nicht
einem entsprechenden Vitaminmangel ausgesetzt werden sollen. Die
Osteoporose der Darmacholie hat zwei Ursachen zur Verfügung: kondi-
tionale Defizienz des D-Vitamins und des Calciums; bei der Coeliakie ist
es kaum anders. Die Hämophilie als hereditäre Konstitutionsanomalie
verursacht manchmal Gelenkblutungen, „Blutergelenke", deren Ursache
— allerdings nicht restlos geklärt — doch zweifelsohne humoral, funktionell-pathologisch ist.

Die Ostitis cystica generalisata ist mit Sicherheit als funktionell-
pathologische Korrelationsfolge einer Hyperparathyreose erkannt. Die
Exstirpation der vergrößerten Nebenschilddrüse heilt das Knochenleiden
und beugt Spontanfrakturen vor, indem Hyperkalkämie und Knochen-
entkalkung behoben werden. Das Knochensystem unterliegt auch sonst
zweifellos endokrinen Regulationen. Die Pubertas praecox — sei diese
nun epiphysär, suprarenal oder durch einen Gonadentumor verursacht —
zeichnet sich durch vorzeitiges Auftreten der Knochenkerne und vorzeitige Epiphysenverknöcherung aus. Umgekehrt erhalten sich die Epi-
physenfugen abnorm lange beim Riesenwuchs, dem als Eunuchoidismus
oder jugendlicher Akromegalie zweifelsohne eine hormonale Ursache zugrunde liegt. Das gleiche Verhalten zeigen Hypothyreoten. Die Hüft-
epiphysiolysis ereignet sich besonders beim Fröhlichschen Hypogeni-
talismus. Darin sind Hinweise auf funktionell-korrelative Behandlungs-
möglichkeiten enthalten; sie hatten bisher wenig praktische Bedeutung.
Von der Pagetschen Ostitis deformans fehlt eine humorale Ätiologie
bisher noch; sie wäre um so bedeutsamer, als diese Knochenerkrankung
zum Sarkom hinüberführt. Man möchte sich fragen, welche allgemeine,
etwa konstitutionelle Ursache den verschiedenen Epiphysionekrosen
(mit) zugrundeliegt (Hypovitaminose A ?); sie ereignen sich zwar in ver-
schiedenem Alter, doch in demselben Ossifikationsstadium; sie sind
vielleicht den Looserschen Umbauzonen verwandt. Schließlich ist an
gewisse Arthritiden zu denken, die nach neuerer Ansicht allergischen
Charakter haben. Die akute rheumatische Polyarthritis die sich unter

antiallergischer Behandlung oft bessert, die echte Uratgicht, deren Anfälle neuerdings als Gewitter im vegetativen System bezeichnet wurden,
zeigen, daß sich auch die Gelenkpathologie bisweilen mit dem vegetativen
System zu beschäftigen hat und umgekehrt.

Die **Muskeln** hier anhangweise zu erwähnen, hat nicht nur einen Sinn
in bezug auf deren Bedeutung beim (Kohlehydrat-) Stoffwechsel und
Energiehaushalt. Sonst wird die Muskeltrophik in bisher unerklärter
Weise durch Vitamin E gefördert. Die Verknüpfung der Muskelkraft und
Ermüdbarkeit mit der inneren Sekretion (Myasthenie, Thymus und
Prostigmin) ist an anderer Stelle erwähnt. Die neuromuskuläre Erregbar-
keit hängt eng mit dem Blutkalk und dem Säurebasengleichgewicht zusammen: Der Chirurg begegnet bisweilen einer Tetanie in der Chirurgie
des Magens (infolge Alkalose) und der (Neben-) Schilddrüsen. Im letzten
Falle liegt Hypokalkämie, meistens Hypoparathyreose zugrunde. Bei
der Behandlung hat die Implantation von Nebenschilddrüsengewebe
jedoch gegenüber der Parathormoneinspritzung und der peroralen
A.T.10-Behandlung mit dem sogenannten Kalzinosefaktor nicht stand-
halten können. Daß die Neurologie sich die Muskelpathologie meistens
aneignet, ändert nichts an der Bedeutung des Obigen für die Chirurgie
der Muskeln. Der Einfluß des autonomen Nervensystems, besonders in
bezug auf den Muskeltonus und -trophik ist noch umstritten. Anerkannte
operative Anzeigen sind der vegetativen (funktionellen) Pathologie der
Gelenke und Muskeln (Spastizität) nicht entgegengebracht worden, bzw.
sie bezwecken nur eine allgemeine Vasodilatation der Gliedmaßen.

Das Parasympathikomimetikum Acetylcholin wird in letzter Zeit
mehrfach örtlich angewendet, so z. B. injektionsweise zur Überwindung
des Muskelhartspanns. Es dürfte sich dabei zunächst um örtliche
Hyperämisierung handeln.

Nervensystem.

Die Neurologie ist wohl dasjenige Teilgebiet der Medizin, in welchem
ganz vorwiegend aus Funktionsstörungen auf symptomferne Pathologie,
namentlich auf morphologische „organische" geschlossen wird. Sie hätte
somit bedeutend zur funktionellen Pathologie beisteuern können, hätte
sie nicht die viscerale Neurologie fast völlig außer Betracht gelassen,
beschäftigt sie sich doch nahezu ausschließlich mit dem sogenannten
somatischen Nervensystem, das dem ursprünglichsten Arbeitsterrain des
Chirurgen — der Leibeswand und den Gliedmaßen — entspricht. In
diesem ist die Auswahl der funktionell-pathologischen Geschehen ziemlich beschränkt. Auf die neurogene operative Schwächung gewisser
Muskeln (STOFFEL) wurde schon hingewiesen. Die Neurotisation ge-
lähmter Muskeln nach Nervendurchschneidung, auch die einfache

Nervennaht, gehört hierher. Die Förstersche Hinterwurzeldurch-schneidung zur Behebung der reflektorischen Hypertonie ist ein weiteres Beispiel funktioneller Chirurgie im Gebiete des somatischen Nervensystems. Eine chirurgische, funktionelle Pathologie der Schweißsekretion — sie leitet schon zum visceralen Nervensystem hinüber — gibt es nur gelegentlich bei der Hyperhydrosis nach beabsichtigter oder versehntlich verursachter Läsion des Halssympathicus oder Ggl. stellatum (Horner!). Eine Speichelfistel des Ductus stenoni kann geheilt werden durch örtlichen Verschluß bzw. Einpflanzung in die Wangenschleimhaut; doch gibt es auch die Möglichkeit, die Fistel durch Resektion des sekretorischen Nerven der Parotis, des N. auriculotemporalis zum Versiegen zu bringen: ortsferne, funktionell begründete Operation. Die trophischen Störungen und damit verknüpfte Kausalgie sind mit der peripheren Gefäßinnervation in Parallele zu stellen, auch im therapeutischen Sinne; vgl. daselbst. Doch möchte ich hier betonen, daß die örtliche Reparatur an der Stelle der kausalen Läsion des Nervenstammes (Splitterentfernung, Neurolyse) die Kausalgie keineswegs zu beheben braucht. Immerhin erweitert sich der Kreis, sobald man nebensächliche Symptome und Erfolge miteinbezieht: die Lähmungen bei chirurgischer Hirnpathologie, bei Rückenmarksgeschwülsten, die zwar operativ geheilt werden können, während jedoch die Lebensverlängerung, die Behebung der Kopfschmerzen usw. Hauptsache bleibt.

Die Pathologie des Schmerzes — mit Ausnahme des thalamischen — wäre auch hierher zu rechnen, und zwar in mehrfachem Sinne. Peripher ausgelöste Schmerzen, auch viscerale, z. B. diejenigen der gastrischen Krisen, können durch Hinterwurzeldurchschneidung, einfacher durch Chordotomie (Seitenstrangeinschnitte) behoben werden, indem die Funktion der sensiblen Leitung fern von der schmerzenden Stelle aufgehoben wird. Spinal ausgelöste Schmerzen — zu denen auch die größte Zahl der Ischiasfälle mit peripherer Projektion gehört — werden geheilt, zugehörige periphere Funktionsstörungen wieder hergestellt durch operative Entfernung einer Geschwulst, eines Knorpelknötchens. Sonderbarerweise kann auch die Anästhesierung peripher von der morphologischen Pathologie zeitweilig helfen! Der Versuchung, die Eingeweidesensibilität als Ganzes einzubeziehen, habe ich absichtlich widerstanden, liegen doch im Gebiete der vegetativen Organe in bezug auf die Sensibilitätsverhältnisse mehr doktrinäre Redensarten als wirkliche Erkenntnisse vor. Zwar zweifelt wohl kein Chirurg — angesichts der Kappisschen Splanchnicusanästhesie — an der sensiblen Betätigung des autonomen Nervensystems, die über die Rami communicantes läuft, doch gründet sich die sogenannte segmentale Irradiation in die Körperwände hinein (Head u. a.) noch auf recht unsichere Fundamente. Derartige Schmerzausstrahlungen werden anscheinend oft behoben, auch durch eine entsprechende paravertebrale (nicht Splanchnicus-) Novocainisation oder sonstige Anästhesierung des zugehörigen Hautgebietes. Da muß wohl etwas tatsächlich Schmerzhaftes in der Rumpfwand geschehen sein, sei dies nun regelrechte Beteiligung (parietales Bauchfell) am akut entzündlichen visceralen Prozeß oder etwa eine axonreflexmäßige, schmerzhafte Gefäßreaktion, deren Leitung hirnwärts durch die somatische Novocainisation aufgehoben wird (vgl. LERICHE). In jedem Fall dürften die HEADschen Ausstrahlungen rein anatomisch oft unverständlich sein, muß wohl ein funktioneller Mechanismus mit hineinspielen. Übrigens ist die viscerale Sensibilität derjenigen der Haut nicht vergleichbar: die Natur hat nicht für die Eingeweide die Gefahr der herannahenden Chirurgenhand vorgesehen!

Gerade diese periphere Projektion der Schmerzen, die Hauthyperästhesie, setzt den Chirurgen schlimmen Fehldiagnosen aus: sie werden nur zu leicht als Irradiationen innerer Leiden gedeutet. Der rechtsseitige gürtelförmige Schmerz etwa mit wirbelsäulenahem Maximum ist ja vom Gallenleiden her bekannt — bei tieferem Sitz von der Appendicitis. Wenn sich nun außerdem noch Gallensteine photographieren lassen, so erfolgt oft zunächst die Gallenoperation, nachher diejenige des Rückenmarktumors. Zwei Fehler liegen dem zugrunde, zunächst Unkenntnis der Rückenmarkssymptomatologie, doch auch Überschätzung des morphologischen Steinebefundes. Ruhig in der Gallenblase liegende, röntgenologisch unzweifelhafte Steine sind funktionell und symptomatologisch ohne Bedeutung und erläutern den etwa geklagten Seitenschmerz nicht. Funktionell-pathologische Kenntnis sollte somit vor deren operativer Entfernung stutzig machen. Es ist dies nicht die alleinige Art morphologisch anscheinend indizierter, doch funktionell-pathologisch nicht verantworteter Operation, vgl. unten: Prostata.

Die Neurologie hat somit mancherlei interessante funktionelle Pathologie im Visceralgebiete der inneren Medizin und der Chirurgie unbeanstandet überlassen. Darüber sind die entsprechenden Organkapitel (Herz, Magen, Colon) nachzulesen. Hier sind noch Dickdarm und Blase zusammen zu betrachten, insoweit es sich bei beiden um ein Grenzgebiet der Neurologie handelt. Der „neurologische Ileus", d. h. die Darmträgheit, der Meteorismus bei gewissen „somatischen" Nervenleiden, der nur differentialdiagnostisch in der chirurgischen Pathologie interessiert, wird hier nur gestreift.

Es gibt Miktionsstörungen neurogener Herkunft, Inkontinenz, Verhaltung, Überlaufen, die mit örtlicher, chirurgisch-urologischer Pathologie nichts zu schaffen haben. Entweder handelt es sich um periphere Destruktion der sensiblen Bahnen (Hinterwurzeln: z. B. bei der Tabes) und etwa auch der motorischen (N. pelvicus, z. B. nach der Mastdarmexstirpation), oder um Rückenmarkspathologie in Höhe des Reflexbogens, oder gar um höhere spinale bzw. Hirnpathologie, bei der die zentrale Leitung (auch Hemmung) fehlt. Solch eine „neurologische Blase" ist atonisch oder spastisch, entleert sich autonom, reflektorisch oder gar imperativ. Es liegt eine teilweise Analogie mit dem Verhalten der Skeletmuskulatur vor, auch insoweit, als nicht jede Atonie dauerhaft ist (vgl. schlaffe Lähmung, Areflexie). Der Mastdarm ist meistens in demselben Sinn funktionell gestört, wenn auch die Blasenbeschwerden mehr belästigen und diagnostisch größere Schwierigkeiten machen.

Bei diesen neurologischen Blasenbeschwerden gibt es weder an der Blase noch an der Harnröhre morphologische Pathologie. Wohl aber gibt es im vorgerückten Alter oft eine Prostatavergrößerung, die den neurologischen recht ähnliche Harnbeschwerden verursachen kann, doch dies keineswegs immer tut. Da ergibt sich die Gefahr, daß neurologische, somit funktionelle Blasenbeschwerden der getasteten Prostatahypertrophie zur Last gelegt werden: die Folge ist eine vergebliche Prostataoperation. Dem kann leider nicht immer durch eine sorgfältige funktionelle Analyse der Blase, die wir ROSE verdanken, vorgebeugt werden. Bei dieser sogenannten Cystometrographie wird die Blasensensibilität geprüft und die Blasenspannung — auch Detrusorkontraktion — bei verschiedenen Füllungsgraden graphisch dargestellt. Die zu operierende Prostatikerblase ist nur selten atonisch, ohne Sensibilität, nur infolge Entzündung (oder Stein) spastisch. Die Prostatikerblase ist myogen gestört; sie erholt sich schon beim Dauerkatheter; dies zeigt die erneute Metrographie, besonders im Falle einer mäßigen Atonie an. Diese funktionelle (neurogene) Blasenpathologie hat somit für die Chirurgie nur differentialdiagnostische, keineswegs seltene Bedeutung. Es liegen jedoch schon Berichte vor übermittels Prostatectomie erzielten Erfolgen bei der Tabikerblase. Das ist nicht sehr glaubhaft: fand sich doch bei mancher vergeblicher Prostataenukleation nachher die Tabes als Erklärung. Und tatsächlich hat wohl immer die funktionelle (metrographische) Begründung gefehlt darzutun, die Blase des Tabikers sei wirklich eine Tabes der Blase gewesen. Die verwandte funktionelle Pathologie des Mastdarms (und Dickdarms), die übrigens beim Prostatismus immer fehlt und einer entsprechenden Colonmetrographie (WHITE) zugänglich ist, kann, wenn auch selten, zu einer Ileuslaparotomie verleiten; die konkomitierenden Blasensymptome sollten das jedoch verhüten. In beiden Fällen gibt es jedoch Situationen, denen auf (neuro-) chirurgischem Wege abgeholfen werden kann: statt einer verfehlten Prostata- oder Ileusoperation kann die Operation eines Rückenmarkstumors (auch Conus- oder Cauda-) oder gar einer frontalen Hirngeschwulst bisweilen die ganz im Vordergrund stehenden Harn- und Stuhlbeschwerden beheben. Auch da handelt es sich um chirurgische Pathologie von ferne her — neural — gesteuerter Funktionen. Bekanntlich ist zur Blasenentleerung die Integrität des sakralautonomen Nervensystems erforderlich. Harnverhaltung infolge Schädigung der sakralen Rückenmarkssegmente wäre dem Überwiegen der orthosympathischen — unversehrten — Innervation zuzuschreiben. LEARMONTH hat dementsprechend schöne Erfolge in der Behandlung ausgewählter Harnverhaltungsfälle mit der Resektion des N. praesacralis = Plexus hypogastricus (orthosympathische Denervation) erzielt. Bei Läsionen des Rückenmarks, insbesondere des Lumbosakralteiles, zeigen sich neben somatischen, manchmal Funktionsstörungen der männlichen Geschlechtsorgane: es kann Impotenz (Erektionsunfähigkeit), auch Priapismus (Dauererektion) resultieren. Neurochirurgischen Eingriffen gelingt es mehrfach, durch Behebung des Grundleidens — der Geschwulst, einer Arachnoiditis — auch die sich daraus ergebenden vegetativen Funktionsstörungen zu beseitigen.

Während die männlichen Geschlechtsfunktionen (Erektion, Ejakulation) zwar nicht mit den peripheren Nerven zugrunde gehen, jedoch vom Sakralmark abhängig sind, ist beim Weib sogar die Geburt auch bei zerstörtem Sakralmark ordnungsgemäß möglich. In dieser Hinsicht gibt es somit kein funktionell-chirurgisches Interesse.

Allergie. Vitamine.

In diesem Beitrag wurden einige anerkannt **allergische Erkrankungen** gestreift. Es handelt sich dabei um manchmal erblich-konstitutionelle paroxystische Reaktionsweisen, für welche eine winzige, meistens äußere Ursache allerdings auch nötig ist. Manchen ist die Eosinophilie gemeinsam, oft dämpft Calcium die exsudativen und spastischen Erscheinungen der parasympathischen Lage. Verschiedene der allergischen Krankheiten sind jahreszeitlich bedingt oder zeigen wenigstens einen Saisongipfel, der durch äußere Ursachen, jedoch auch durch innere humorale periodische Schwankungen verschuldet sein kann (Säurebasengleichgewicht, K-Ca-Gleichgewicht.) Im allgemeinen hat die Chirurgie nur wenig mit Allergie zu schaffen, vielleicht zum Teil zu Unrecht. Hinter einem „akuten Bauch" versteckt sich bisweilen eine Periarteriitis nodosa (abdominale Form), die heute zögernd als allergische Manifestation betrachtet wird. Vom akuten Rheuma der Gelenke usw. steht die allergische Auffassung schon besser fundiert da. Die Chirurgie hat zwar bisher nichts wesentliches geleistet in der Behandlung allergischer Erkrankungen, aber dennoch begegnet dem Chirurgen die Allergie mehrfach. Rein diagnostisch sei zum Beispiel noch an allergischen Icterus erinnert; doch gibt es auch für die operative Chirurgie wichtige — zum Teil rein — funktionelle Allergiemanifestationen: circumscripte, ileusverursachende Dünndarmödeme, vielleicht einmal ein Gallen-

blasenhydrops, während der fakultative hämorrhagische Einschlag in
die Erscheinung tritt bei der HENOCHschen Purpura abdominalis und
den allerdings seltenen allergischen Nierenreaktionen. Glücklicherweise
ganz selten unterläuft dem Chirurgen aus Anlaß einer ziemlich gering-
fügigen Operation, bei einem sonst gesunden, kräftigen jungen Menschen
— mit nicht zu beanstandendem Elektrocardiogramm — ein perakuter
Todesfall infolge nicht rechtzeitig als solche erkannter, allergischer
Pneumonie. Nach VON BERGMANN gibt es allergische Reaktionen,
die nur beim Alkoholexzeß zustande kommen, und er denkt bei
der Alkoholgastritis seien Allergene in die Blutbahn gelangt. Liegt
bei den seltenen überstürzten — oft zum Tode führenden —
Diarrhöen nach Magenoperation nicht Ähnliches vor: konditionelle
(-agastrische) Allergenresorption, allergische Diarrhöe, also funktionelle
Pathologie, nicht einfaches Herunterfallen der Ingesta (Stürzentleerung
mit „gastrogener" Diarrhöe)? Die periodischen Verschlimmerungen des
Ulcusleidens, auch der Frühjahrsgipfel der Perforationen, brauchen nicht
gerade mechanisch von der Ingesta herzurühren: von der die Beschwerden größtenteils verschuldenden Gastritis ist wenigstens ein
humorales Analogon bekannt: die KAUFMANNsche Höhensonnengastritis.
Sie legt auch den Weg nahe, über den sich die Jahreszeit (das Wetter)
auf das Ulcusleiden auswirken könnte. Auch da handelt es sich um
funktionell vermittelte Pathologie.

Die **Vitamine** haben für die Chirurgie noch eine ziemlich bescheidene
Bedeutung. Nach der großen Magenresektion macht sich die Bedeutung
der Vitamine allerdings öfters dem Chirurgen bemerkbar: infolge der
vernichteten Vorverdauung im „gedrittelten" Magen sind konditionelle
sogar Polyhypovitaminosen zu befürchten. Ähnliches gilt für die Acholie
des Darms, es sei diese nun Anweisung zur Operation oder deren —
vielleicht vorübergehende — Folge. Vgl. Leber, usw. Das Vitamin B 1
ist notwendig für den normalen Tonus der Magendarmmuskulatur.
Dementsprechend will man es erfolgreich angewendet haben bei gastro-
intestinaler Hypotonie, etwa bei der Peritonitis, nach schweren (mit
Eventration einhergehenden) Bauchschnitten, bei paralytischem Ileus.
Doch hat man auch Acetylcholin gleichzeitig verabreicht. Mittels des
antirachitischen D-Vitamins wird besonders die Funktion des normalen
Knochenaufbaus ermöglicht. Nicht nur als Ursache der Rachitis sondern
auch anderer Osteopathien (des Hungerns, der Darmacholie, der allerdings hormonal mitverursachten Osteomalacie) begegnet der Chirurg
dem D-Vitamin. Auf diesem Wege werden chirurgisch-orthopädische
Korrekturen überflüssig. Vom C-Vitamin verspricht man sich im allgemeinen eine Abdichtung der Capillaren; doch soll nicht gesagt sein
es bleibe dabei. So will man von seiner antihämorrhagischen Wirkung
manchmal Gutes erlebt haben bei verschiedenen Blutungen unklarer

Herkunft (dunkle Hämaturien). Das antiskorbutische C-Vitamin verhütet allerdings auch chirurgische Pathologie des Skelets und der
Gelenke, u. a., in dem die Funktion der Blutgerinnung normalisiert
wird. Schon als Hypovitaminose hat die C-Vitaminknappheit chirur-
gische Bedeutung: der latente Skorbut weist als Veranlagung zu
Spontanfrakturen charakteristische Knochenveränderungen auf. Bei
Infekten findet ein Mehrverbrauch besonders des Vitamins C statt; eine
Hypovitaminose ereignet sich somit fast regelmäßig. Es empfiehlt sich
also eine besondere Vitamindarreichung um so mehr, als namentlich das
Vitamin C die Antikörperbildung fördert, den Organismus im Kampf
mit seinen Gegnern stärkt. Dem Epithelschutzvitamin A kommt in der
Chirurgie eine zweifache Bedeutung zu. Zunächst, doch wohl nur in
Verbindung mit anderen Ursachen (Alkalien!), hat seine Abwesenheit
eine Bedeutung für die Entstehung von (Gallen- und) Nierensteinen, wie
man vom Versuchstier her weiß. Sonst wirkt Vitamin A der Hyperthyreose entgegen, namentlich in bezug auf den Leberschaden. Im
letzten Sinne wird es chirurgischerseits benutzt, um die Hyperthyreose
einzudämmen. Über das Vitamin K vgl. an anderer Stelle. Die Berücksichtigung der physiologischen K-Vitaminknappheit beim Neugeborenen
ist antihömorrhagisch wichtig bei Eingriffen in den ersten Lebens-
tagen, auch noch beim Pylorospasmus (Inanition); doch auch sonst
sind die „Organ“-Kapitel nachzulesen; denen zuliebe mußte ich mich
hier ganz kurz fassen. Die Beziehungen der Hormone zu den entsprechenden Organen (Produktions- bzw. Erfolgsorganen) ergeben sich
von selbst; deren Besprechung in einem Sonderkapitel erübrigt sich
also. Dasselbe gilt vom autonomen Nervensystem, dessen funktionell-
chirurgische Bedeutung jedesmal beim Erfolgsorgan besprochen ist. Die
Wechselbeziehungen gewisser Vitamine und innersekretorische Organe
(bzw. Hormone) im chirurgischen Gebiete seien hier nur kurz gestreift:
Vitamin D und Nebenschilddrüse, C-Vitamin und Nebenniere.

Zentralnervöses. Seelisches.

Mit dieser Teilüberschrift ist keineswegs in erster Linie der übrigens
nicht so überdeutliche Funktionsausfall nach bilateralen verstümmelnden
Operationen am frontalen Großhirn gemeint. Intelligenzdefekte und
Charakterveränderungen infolge grober Großhirnpathologie (z. B. Geschwulst) sind ja direkt morphologisch verständlich. Doch möchte ich
hier besonderes Interesse für ganz anderes beanspruchen.

Man weiß aus der Medizin, daß Aufregungen, Verstimmungen aus
äußerer Ursache die Zuckerkrankheit fast augenblicklich — doch nicht
immer dauernd — verschlimmern. Ähnliches gilt vom Basedow,

von der Höhe des Blutdrucks usw. Die heutigen Kriegsverhältnisse haben die Bedeutung zentralnervöser Einflüsse von neuem dargetan. Die Zunahme der Magenperforationen und -beschwerden könnte man sich noch aus Diätschwierigkeiten erklären, doch bleibt es wohl nicht dabei. Die vermehrte Basedowfrequenz, die Häufigkeit der Herzinfarkte namentlich bei gewissen, besonders emotionell veranlagten Bevölkerungsbestandteilen ist doch wohl psychisch bedingt. Durchaus bekannt ist auch der psychische Faktor in der Genese des (zunächst) spastischen, cerebralen Insults. Und wenn die Gallenkoliken nicht zugenommen haben, so liegt dies daran, daß psychische Faktoren durch die Fettkarenz aufgewogen werden; auch scheint bei der Zuckerkrankheit der Nutzen der aufgezwungenen Mäßigkeit den psychischen Schaden wettzumachen. Die Abmagerung als Folge andauernder Sorgen ist genügend bekannt, sie dokumentiert die stoffwechselpathologische Bedeutung seelischer Vorgänge. Angst und Schrecken beide führen eine Entladung orthosympathischer Hyperinnervation herbei. Das versteht sich auch einigermaßen, seit dem das Zwischenhirn, der Hypothalamus, als Zentralstelle der Neuroregulation vieler vegetativer Funktionen erkannt wurde, wird doch von dieser Stelle her sogar das Blutbild beeinflußt! Man hat vom Hypothalamus her infolge spontanpathologischer oder experimentell herbeigeführter Läsionen, jedoch auch vom Ventrikelliquor her mittels ihm beigefügter Hormone und hormonverwandter chemischer Körper, allerhand vegetative Reaktionen beobachtet: verschiedene Erscheinungen am Digestionstrakt einschließlich Ulcerationen; allgemeine ortho- und parasympathische Entladungen, dies alles je nach der Art des eingespritzten Stoffes, wahrscheinlich auch je nach dem Ort der Läsion. Vom Hypothalamus her kann FRÖHLICHsche Erkrankung, auch einmal Pubertas praecox verschuldet werden. Auch im Mechanismus humoraler (hormonaler, ionaler) Regulationen spielt das Zwischenhirn eine bedeutsame Rolle (Diurese!). Angesichts dieser Tatsachen brauchen wir uns kaum darüber zu wundern, daß auch in der Chirurgie Seelisches von großer Bedeutung ist. Jedem Fachgenossen sind Patienten bekannt, deren Operationskonsens nur mit größter Mühe erhalten wurde und die unerwartet einem Mißgeschick erlagen. Das hat den Anschein der Mystik, doch zu Unrecht. Sollte der lebenswichtige Stoffwechsel nur beim Zuckerkranken vom Großhirn her beeinflußt werden? Sollte die Herztätigkeit nach schwer errungener Operationszustimmung vom psychischen Konflikt wirklich unberührt geblieben sein? Die unbedingt lebenswichtige Funktion der Nebennierenrinde — und diejenige des Markes — unterliegt zweifelsohne cerebralen Einflüssen. Von der Thrombosebereitschaft ist es meines Wissens nicht bewiesen, doch angesichts des Blutbildes (vgl. oben) wohl gut denkbar. Sollte der postoperative Magendarmblock der parasympathisch-spastischen Ulcuskonstitution völlig unabhängig vom Großhirn sein, während Ulcusbeschwerden sonst zweifelsohne psychisch ausgelösten Verschlimmerungen unterliegen? Sollte die Leber sich ausnahmsweise der psychischen Situation entziehen? Sogar der Wärmehaushalt-Energiewechsel unterliegt cerebraler Regulierung: das geht z. B. aus dem Fieber nach völlig aseptischer Ventrikulographie, der Hyperthermie einer Ventrikelblutung oder -fistel hervor. Doch wird hier das Striatum mit verantwortlich gemacht. Wärmeproduktion und -abgabe sind beide auf neuralem und humoralem Wege auch von der Psyche her gesteuert: psychisch bedingte Vasomotorik ist jedem geläufig (Schamröte, Angstblässe); über den Kohlehydratstoffwechsel vgl. oben. Auch ergeben sich bei der Reizung des Hypothalamus Effekte in bezug auf Stoffwechsel, Blutdruck und Vasomotorik. Da eröffnet sich sogar die Möglichkeit psychisch bedingten Fiebers; leichteren Erhöhungen der Körpertemperatur begegnet man nach Emotionen oft im Krankenhaus: nach Familienbesuch, nach einem Fußballkampf im Rundfunk. Doch genug von den Funktionen, die jede in ihrer Art durch Störung das Lebensende der Kranken herbeiführen können und die alle dem Einfluß des Großhirns unterstellt sind (sein können). Zunächst ergibt sich daraus die Forderung, das Vertrauen der Kranken zu gewinnen. Auch der gewissenhafteste Chirurg sollte einen Patienten nicht mit dem Für und Wider einer Operation belästigen und beunruhigen. Imponderabilien geht auch in der Chirurgie nicht jede Bedeutung ab. Doch bleibt es nicht dabei. Man hat die örtliche Betäubung über Gebühr gelobt als unschädlichstes Verfahren der Schmerzbekämpfung: Schmerzreize werden ja vom Zentralnervensystem abgeriegelt. Das geht meines Erachtens auf eine völlige Verkennung psychischer Faktoren hinaus. Die Furcht, ja die Angst, es werden doch Schmerzen entstehen, beeinträchtigt bei sensiblen Personen den Widerstand sehr, vielleicht mehr, als eine physikalisch und chemisch nicht völlig einwandfreie Narkose. Man erinnere sich nur gewisser Patienten, denen während einer örtlich betäubten Bruchoperation der kalte Schweiß bei Leichenblässe ausbricht. So will mir besonders beim Basedowkranken die örtliche Betäubung nicht als jedenfalls überlegen vorkommen. Nach STARLINGERS Ansicht ist die Kombination Lachgas für die Psyche, Novocain für den somatischen Schmerz nahezu ideal; dies scheint mir richtig.

Doch nicht nur in bezug auf lebensgefährliche Komplikationen sind psychische Faktoren in der Chirurgie wichtig. Die Pollakisurie emotioneller Herkunft, die entsprechende häufige Darmentleerung sind Beispiele funktioneller Pathologie auf chirurgischem Gebiete. Differentialdiagnostische Bedeutung hat auch die Speichelkolik beim Speichelsteinträger, die sich nicht nur reflektorisch beim Geruch schmackhafter Speisen ereignet, doch auch, wenn der Kranke nur daran denkt. Solch ein psychisch bedingter Speichelfluß und dadurch bewirkte Speichelkolik fehlt bei geschwülstiger Speicheldrüsenschwellung.

Man wolle sich ferner des außerordentlichen Meteorismus der Scheinschwangerschaft erinnern, sei die Schwangerschaft nun sehnlichst erwünscht oder Gegenstand einer Todesangst. Hier sind auch die „hysterischen" Lähmungen zu streifen. Manche Nichtneurologen rümpfen die Nase über Hysteriker, möchten diese fast mit Simulanten zusammenwerfen. Der Neurologe vom Fach wird das allerdings nicht tun, wenn es auch seines Erachtens eine breite Kluft zwischen der Hysterie und der organischen, richtiger morphologischen Pathologie gibt. Auch diese Anschauungen wird man neuerdings nach dem Ergebnis elektrophysiologischer Untersuchungen ändern müssen. Irgendein Sinnesreiz, auch der Haut, verursacht beim Gesunden eine elektrencephalographische Manifestation. Diese unterbleibt bei der Reizung im Gebiete einer örtlichen Betäubung oder „organischen" sensiblen Lähmung; man hätte es kaum anders erwartet. Jedoch die elektrencephalographische Manifestation unterbleibt auch bei der Reizung im Gebiete einer hysterischen (zirkular begrenzten Extremitäten-) Lähmung der Sensibilität (TITECA). Dies hätte man gewiß nicht erwartet; und damit ist wohl zum erstenmal erwiesen, daß die hysterischen Funktionsstörungen den „organischen" doch näher stehen, als denen des Simulanten. Daß eine morphologische Erklärung fehlt, dürfte nicht mehr so schwer wiegen, hat man doch auch die tetanischen Krämpfe, solange eine objektive Unterscheidung (Hypokalkämie, Chronaxie) fehlte, mit den hysterischen zusammengeworfen. Ich habe schon hervorgehoben, daß funktionelle Pathologie dem Begriff der Hysterie keineswegs gleichzusetzen ist. Doch gibt es methodische, äußere Ähnlichkeiten. Die Diagnose einer hysterischen Erscheinung setzt die Abwesenheit eines morphologischen Substrats voraus, wenn auch neuerdings wieder auch Positives — psychopathische Reaktionsweise — hinzugehören soll. Rein funktionelle Pathologie setzt auch voraus, es liege keine Morphopathologie zugrunde. Auch hier gibt es jedoch oftmals positiv-diagnostische Hinweise: schnellste Reversibilität, Saisonperiodizität, objektive biochemische Tatsachen. Sonst gibt es keine weiteren Anklänge. Die Hysterie, auch die sogenannten Organneurosen, entspringen immer einer psychischen Gesamtsituation, welche für die funktionelle Pathologie im allgemeinen Sinn nicht in Betracht kommt, nur gelegentlich dazu beisteuert. Mir scheint dabei etwa die Magenneurose — der psychisch bedingte Magenstreik — auch die emotionelle Gelbsucht, kaum grundsätzlich von der hysterischen Parese usw. verschieden.

Individualpathologie. Indikation.

In der Chirurgie hat immer ein Bedürfnis nach Standardisierung der Behandlungsverfahren nach Radikaloperationen vorgelegen. Darin bekundete sich neben dem Bestreben nach technischer Vollendung auch die Ansicht, ein Leistenbruch sei ein Leistenbruch, ein Brustkrebs sei wie der andere, und das Ulcusleiden sei auch normalisierte Pathologie. Unterschiede seien somit nur angebracht, insoweit das „Radikal"-verfahren nicht allen Patienten zugemutet werden konnte. Für die chirurgischen Eingriffe bei denjenigen Leiden, die kaum funktionell betont sind (Reparatur einer Hernie, Abtragung einer Geschwulst und ähnliches), ist dagegen wenig einzuwenden. Doch für die Operationen im Gebiete der funktionellen Pathologie sollte mehr Individualpathologie getrieben werden. Und Unterschiede im Erfolg gleichartiger Operationen seien nicht zunächst oder ausschließlich äußeren Faktoren anzurechnen, wenn sie auch für den Erfolg mitbestimmend sind. So raucht z. B. jeder nichtgeheilte ulcusresezierte Mann. Doch ergeben sich beim hereditär-neurovegetativen Ulcusleiden wichtige endogene Unterschiede. Eine gastroenterostomierte ulcuskranke Patientin bekommt fast nie ein Ulcus gastrojejunale, nie eine Magencolonfistel; die Resektion ist somit für die Ulcuskranke nicht grundsätzlich zu fordern, weil eben das Ulcusleiden des Weibes dem durchschnittlichen des Mannes nicht gleichkommt. Und falls man beim Weibe reseziert, braucht es sich nicht um eine „große" Resektion zu handeln.

In der Schilddrüsenchirurgie handelt es sich bei der Abtragung einer Cyste nur um die anatomische Indikation; auf Dosierung kommt es nicht an. Anders jedoch ist es, sobald die Operation die endokrine Funktion einzudämmen sucht. Beim Basedow entfernt man im allgemeinen so viel, wie bei sicherer Erhaltung der Nebenschilddrüsen möglich ist; die Schilddrüsenoperation Herzleidender soll sogar eine totale Ektomie sein. Die individuelle Dosierung, zur Hintanhaltung des Myxödems, erfolgt dabei nachher durch Verabreichung vorsichtiger Schilddrüsengaben.

In der Hypophysenchirurgie begegnet man ähnlichen Dosierungsschwierigkeiten: zwar sollen Sehnerven und Chiasma ausreichend entlastet werden; die Hypophyse an sich lebt dabei auch manchmal wieder auf (Potenz, Menses!). Ein allzu großer Radikalismus würde jedoch den Hypophysenrest derart schädigen, daß eine Kachexie die Folge wäre. Hypophysenpräparate müssen nachher die durch das Adenom oder die Operation dauernd geschädigte Hypophysenfunktion (endokrin) ergänzen. Eine Hypophysen (im-)plantation, die erst nach mehreren Monaten zu wiederholen ist, wird bisweilen weniger belästigend empfunden als tägliche Pituitrininjektionen (Diabetes insipidus!). Auch hier ist die standardisierte „Radikaloperation" nicht zu verwirklichen. Nebenbei sei bemerkt, daß in der Chirurgie funktioneller Pathologie transitorische Operationen, mit zeitweiligem Effekt (Jejunostomie, Sympathicusnovocainisation, Endokrine Transplantate) nicht nur als diagnostische Maßnahmen oft in den Vordergrund treten.

So lange die Chirurgie sich mit der Behandlung morphologischer, also im allgemeinen handgreiflicher Leiden beschäftigte, war im großen und ganzen an der **Indikation zum Eingriff** nicht zu zweifeln. Keiner wird den Nutzen der Abtragung eines brandigen Gliedes verneinen, die Resektion einer Magendarmgeschwulst beanstanden oder den Sinn einer Pyelolithotomie diskutieren. Im Gebiete der funktionellen Pathologie liegt die Sache doch etwas anders; die Entscheidung in operativem oder nichtoperativem Sinn mutet oft nicht so exakt an. Wenn man bewußt in Korrelationen und Regulationen eingreift, oder diese sich selbst überläßt, wird mit dem Ausgleich von Funktionen gerechnet, deren Ausmaß dem lebenden Organismus nicht mit voller Gewißheit anzusehen ist. Derartige Operationen muten dem Organismus Regulationsfähigkeiten zu, sind sozusagen Wechsel mit langer Laufzeit. Der Erfolg zeigt sich oft nicht sogleich, schlagartig; er bleibt abzuwarten. Er ist etwa den inneren Kollegen nicht sofort, z. B. in der Gestalt einer eitererfüllten Gallenblase und eines Fieberabfalles, vorzuzeigen. Demzufolge ist damit zu rechnen, daß Entschlüsse (besonders operative) des Chirurgen im funktionell-pathologischen Gebiete schwerer als sonst zu belegen sind und entsprechend auch mehr angefeindet werden. Auch hier wird die Erfahrung künftig manchen Entschluß erleichtern; bei der Basedowoperation zweifelt kaum noch ein Mediziner schon heutzutage an der Indikation und dem Erfolg. Die (Palliativ-) Resektion beim Ulcus ist längst Gemeingut auch der inneren Kollegen geworden, auch wenn der (Dauer-) Erfolg sich erst in einigen Jahren zeigt. Manche Operation am sympathischen Nervensystem wird noch um die Anerkennung ihrer Erfolge ringen müssen; dennoch sind diese mit einigem guten Willen doch hier und da (Splanchnicus Hypertonie, Grenzstrangoperationen bei Gefäßleiden) recht gut zu übersehen. Allerdings muß da genaue medizinisch-klinische Untersuchungsmethodik mehrfach herangezogen werden. Die Erfolge (soweit nicht subjektiv) sind oft objektiv nur kurvenmäßig darzutun; diejenigen der Ulcuschirurgie können wenigstens auch röntgenologisch belegt werden; sie sind gelegentlich am Sektionstisch ersichtlich. Funktionelle Besserungen, einregulierte Betriebsstörungen sind einem Sektionsbefund nie direkt, bestens auf einem Umwege (fehlende Herzhypertrophie) zu entnehmen. Die funktionell-chirurgischen Ergebnisse bei hormonalen Erkrankungen eignen sich kaum besser zur Überzeugung anderer in einem konkreten Fall. Doch lassen sich auch hier die (Fern-) Erfolge bisweilen röntgenographisch dartun (z. B. nach einer Hyperparathyreoseoperation) oder biochemisch. Auch ist funktionell-pathologische Erkenntnis bisweilen der Grund, eine Operation abzuraten (z. B. beim postoperativen Magendarmblock = Anastomosenileus, auch bei der Retentio testis) oder dieselbe an ganz anderem Ort einsetzen zu lassen (Milz bei Pigmentsteinen in der Gallenblase; Eierstock bei Blasenendometriose, Parathyreoid bei gewissen Nierensteinfällen usw.). Dabei kann ein organeigener Eingriff unterbleiben (Blasenendometriose) oder nur als Zusatz (Gallenblase) stattfinden. Es ist kaum daran zu zweifeln, daß sich die Zahl derartiger Beispiele künftig mehren wird in dem Maße wie sich unsere endokrinologischen bzw. autonom-innervatorischen Kenntnisse vertiefen und auch Überschneidungen erschlossen werden. Ob sich dabei die funktionelle Chirurgie an die hormonalen und neurovegetativen Zentralstellen (Hypophysis, Diencephalon) heranwagen wird, scheint mir in der Praxis weniger wahrscheinlich als theoretisch-pathologisch. Nur dort, wo nicht sämtliche hormonalen und autonomen Bahnen zusammen entspringen und hinziehen, d. h. peripher, dürften erwünschte organgesonderte und funktionsgesonderte Erfolge zu erzielen sein. Am Erfolgsorgan selber kann der Eingriff an den autonomen Nerven praktisch ebensowenig stattfinden, da ja soweit peripher sympathische und parasympathische Nervenfasern nicht isoliert angreifbar sind. Dementsprechend haben Eingriffe an den Nerven am Magen dem Ulcus nichts genützt. (Die Denervation einer Niere verfolgt anscheinend nur einen sensiblen Zweck!)

Empirie. Spezialisation. Fehlschläge.

Unser Zeitalter der naturwissenschaftlichen Medizin, das sich durch neue Errungenschaften rühmlichst ausgezeichnet hat, möchte gern das Wie und Warum wissen. Eine Operation, eine medikamentöse Behandlung gilt nur als vollberechtigt, falls die Wirkung überzeugend und auch restlos erfaßt ist. Die Ursache der echten Trigeminusneuralgie (nicht einer symptomatischen) und das Wesen der Erkrankung sind noch immer völlig unbekannt: dennoch handelt es sich um eine der dankbarsten chirurgischen Operationen im Gebiet der Nervenkrankheiten (Neurotomia retrogasseriana partialis) überhaupt. Beim Meniére-Syndrom und der Octavusdurchschneidung sind die Verhältnisse fast die gleichen: auch da weiß man nicht, was zugrunde liegt und dennoch heilt die Operation.

So gilt die Stellatumektomie bei der multiplen Sklerose als nicht indiziert, nicht nur, weil der Erfolg (noch) nicht überzeugend statistisch bewiesen wurde — von wie wenig Operationen liegt ein solcher Beweis tatsächlich vor — sondern auch, da der Erfolg unbegreiflich ist.

Seit 1919 heilt auch der Chirurg die Rachitis mittels der Quarzlampe nach HULDSCHYNSKISchem Beispiel. Und dennoch wurde diese Heilung erst etwa 15 Jahre später ihrem Mechanismus nach erschlossen von HESS u. a. Hätte man nun mit der Höhensonne bis dahin warten müssen ?

Daß die Magenresektion die Ulcuskrankheit besser heilt als die Gastroenterostomie — es gibt immer noch einige Zweifler — wurde längst vermutet anläßlich mehrerer Fälle, in denen vor Jahrzehnten — bei vermutetem, doch nicht vorhandenem Krebs — die Resektion stattfand. Das Wodurch weiß man noch nicht solange; hätte man demzuliebe mit der weniger guten Gastroenterostomie bis auf weiteres fortarbeiten sollen ? Damals infundierte man ikterische Kalksalze in Traubenzuckerlösung. Der Erfolg schien deutlich; er wurde dem gerinnungsfördernden Kalk direkt zugeschrieben. Seitdem erkannte man, daß sogar ein tetanisch niedriger Blutkalkgehalt zur Gerinnung noch ausreicht. Der Erfolg, wenn auch deutlich, war somit unerklärt. Später erkannten DAM und andere die Bedeutung des K-Vitamin und seiner Resorption vom Darm her. Da erschien die Verabfolgung von Kalk und Zucker sogar regelrechter Unsinn, und dennoch war der Erfolg statistisch nicht zu bezweifeln, bis sich schließlich erwies, daß der Traubenzucker die Leber besser zur Herstellung des Prothrombins mittels des K-Vitamins befähigte. Jetzt hat sich die Glykose ihren Platz in der Chirurgie der Gelbsüchtigen, allerdings als Nebenmittel, doch völlig erfaßt, erobert. Und die Prothrombinproduktion wurde nebenbei zur Leberfunktionsprobe.

Aus diesen Beispielen ergibt sich meines Erachtens die Berechtigung auch anderer, vorläufig nicht verstandener Operationsversuche. Sobald nicht nur direkt-morphologische Erklärungen angebracht sind, eröffnet sich eine fast unübersehbare Menge funktionell-pathologischer Möglichkeiten, von denen irgendeine künftig einmal die Berechtigung der Empirie nachher eintragen wird.

Orthosympathische Entnervungen mittels Splanchnicusdurchschneidung, Grenzstrangexstirpation im Lendengebiet wurden neuerdings mehrfach vorgenommen zur Bekämpfung des Hochdrucks sowie zur Behebung der Vaskularisationsbeschwerden an den unteren Gliedmaßen. Blasen- und Darmbeschwerden oder sonstige Bauchsymptome sind daraus nie erwachsen; sie. haben sich, bei besonders daraufhinzielender metrographischer Untersuchung auch nicht gezeigt. Da liegt der Schluß nahe, die orthosympathische Innervation der Beckeneingeweide sei von geringer Bedeutung; therapeutische Eingriffe an. derselben seien als aussichtslos zu betrachten. Dennoch nützt die orthosympathische Denervation (Resektion des N. praesacralis) beim Megacolon, der Megasystis sowie bei der Dysmenorrhöe und chronischen Cystitis. Der Erfolg kann beim Megacolon sowie bei der Megacystis auch objektiv — metrographisch — erfaßt werden (PÄSSLER). Das mahnt zur Vorsicht. Die Regulationsfähigkeiten des Gesunden stehen dem Kranken nicht uneingeschränkt zur Verfügung. Entsprechendes gilt offenbar von den Regulationen auf hormonalem Gebiete. Was sich — namentlich im Bereich des autonomen Nervensystems — nicht, weil unverständlich — vorher vermuten läßt, kann dennoch therapeutisch erfolgreich sein. Dies ausfindig zu machen, dazu ist die chirurgische Empirie berufen.

Man staunt überhaupt darüber, wieviel vom autonomen Nervensystem fortgenommen werden kann, ohne daß sich daraus bedeutsame Störungen ergeben. Nach CANNON ist sogar der vollständige experimentelle Verlust mit einem allerdings geschützten Leben vereinbar. Besonderen Anforderungen (Notfallsreaktionen!) ist der Organismus dann jedoch nicht gewachsen. Beiderseitige Stellatumexstirpationen schalten die Funktionsreserve des Herzens allerdings nicht aus, wohl dadurch, daß benachbarte Rami communicantes erhalten bleiben. Splanchnicusoperationen (bei essentieller Hypertonie) oder Lendengrenzstrangresektionen (Claudicatio) dürften die Schockbereitschaft erhöhen, wie die Lumbalanästhesie den Schock regelrecht heraufbeschwört, indem sie dem Bauchgefäßsystem die Kontraktilität raubt. In diesem Gebiet braucht man jedenfalls besonders darauf hinzielende Untersuchungen zur Feststellung latenter Funktionsverluste; die Funktionen autonomer Nervenbahnen ergeben sich nicht ohne weiteres aus Durchschneidungs- und Resektionsfolgen. Und demzufolge ergeben sich auch oftmals überraschende Erfolge chirurgischer Eingriffe am autonomen Nervensystem, die man kaum hätte vorhersagen können.

Wo erfolgreich in Betriebsstörungen eingegriffen wurde am autonomen Nervensystem, da fragt sich sofort, ob sich in den durchschnittenen sympathischen Nerven bzw. den exstirpierten Ganglien auch morphologische Veränderungen vorfinden. Bisher liegen hierüber nur ganz vereinzelt positive Angaben (SUNDER-PLASZMANN) vor. Sollte es im allgemeinen nicht der Fall sein, so bleibt immer noch die Möglichkeit (mikro-) morphologischer Pathologie in der autonomen Zentralstelle: Zwischenhirnboden — Hypothalamus. Der CUSHINGsche neben Hirnpathologie einhergehende häufige Ulcusbefund deutet diese Möglichkeit an.

Spezialisation. Die Chirurgie pathologischer Funktionen befaßt sich mit Organkorrelationen, seien diese nun humoral (hormonal, ional) oder neural. Die funktionelle Chirurgie beschränkt sich somit kaum je auf ein einziges Organ oder System. Die geklagten Beschwerden und die bei der Untersuchung festgestellten Symptome befinden sich meistens an einer Stelle, die weit von derjenigen entfernt ist, an der sich die Ursache befindet oder doch zur Heilung einzugreifen ist. Da braucht man nicht gerade chirurgische Organspezialisten (nach amerikanischem Vorbilde). Es gibt in der Chirurgie kaum ein Gebiet, wo organbegrenzte Teilspezialisten (Urologe usw.) mehr schaden können. Es sind Widerstände zu überwinden, ehe die thrombopenische Menorrhagie zur Splenektomie an den Allgemeinchirurgen kommt. Der Urologe will seine Schuldigkeit mit dem Herunterholen retinierter Hoden beendet haben, denkt beim FRÖHLICH kaum an die Hypophysen-Diencephalonregion usw. Wenn nun rein technische Anforderungen unbedingt im operativen Betrieb der Teilspezialisten bedürfen, so sollte deren reger Verkehr und Gedankenaustausch doch gesichert sein. Wenn der Neurochirurg in der Nervenklinik arbeitet, der Lungenchirurg etwa im Sanatorium usw., so mag das in erster Linie die Neurologie usw. fördern. Dies geht dann allerdings auf Kosten der von der Allgemeinchirurgie zu übernehmenden Anregungen, welche die Neurochirurgie usw. hätten befruchten können. Ein Gesamtgewinn wird in dieser Weise nicht unbedingt angestrebt. Es kommt noch hinzu, daß dem Teilchirurgen auf diese Weise die Gefahr droht, in eine dem inneren Kollegen oder Nervenarzt, also einem Nichtchirurgen, untergeordnete Stellung des Handwerkers zu geraten: ein Rückfall in sonst glücklich überwundene geschichtliche Verhältnisse, dem man sich nur im sonst nicht gerecht zu werdenden Interesse der Patienten fügen möchte. Bessere Aussichten dürfte in diesem Sinn die Angliederung (das Nicht-Abtrennen) solcher Teildiszipline an die Allgemeinchirurgische Klinik bieten, ebenso wie auch die Aufspaltung der inneren Medizin den Kranken keineswegs widerspruchslos dient, der pathologischen Synthese jedoch nur schaden kann.

In der Forderung der Einordnung sämtlicher chirurgischer Teildisziplinen in einem organisatorischen Ganzen — der Allgemeinchirurgischen Klinik — scheint mir überwertete Technik nicht das führende Bindeglied zu sein.

In dieser Zusammenstellung war oft von hormonalen Korrelationen, in die der Chirurg eingreifen kann, die Rede; hier und da wurden auch Vitamine einbezogen. So wie es neben Avitaminosen auch Hypovitaminosen gibt, wären auch latente Hormondefizite zu betrachten. Wenn auch zur Bekämpfung derartiger latenter hormonaler Erkrankungen meines Wissens eine regelrechte chirurgische Behandlung nicht gemeldet wurde, so wäre doch beim Bronchialasthma und der Colica mucosa zu erwägen, ob nicht eine Parathyreoidtherapie hier eine latente Hypoparathyreose beheben könnte. Dies wäre dann sozusagen eine Verhütung der ulcerösen Colitis, die zur Chirurgie hinüberführt.

In dem relativ jungen Gebiete der funktionell-pathologischen Chirurgie sind zweifelsohne Fehlgriffe vorgekommen, namentlich im Anfang als auch ohne tierexperimentelle Vorversuche manchmal kaum begründet irgendeine operative Therapie — einem sonst unheilbaren Leiden gegenüber — Verwendung fand. Hierher ist z. B. die Milzentfernung bei der Hyperglobulie (VAQUEZ) zu rechnen, von der nach heutiger Ansicht weder vermehrte Blutdestruktion noch Hemmung der Erythropoese zu erwarten ist.

Früher gab es doch hier und da Situationen, die augenscheinlich vom anatomischen Standpunkt nicht verständlich waren. In solchen Fällen wurde dann eifrigst der Begriff der reflektorischen Störung herbeigeholt: Nervenverknüpfungen auf großem Umwege gibt es schon immer. Diese reflektorischen Störungen abzubauen ist neuerer Erkenntnis vorbehalten. Die Pleurareflexe der Brustchirurgie dürften seitdem als Luftembolie erkannt sein. Die reflektorische Anurie könnte eine prärenale Anurie infolge chemischer oder Druckunzulänglichkeiten des Blutes (vgl. Nieren) sein. Das läuft auf ganz andere Funktionspathologie hinaus.

Auch die etwas vergessene Entlastungsreaktion der Nieren (Anurie) bzw. die neu geschaffene der Leber (Acholie) nach schroffer Dekompression, dürfte nicht grobmechanisch — durch akute Druckbehebung — verschuldet sein. Auch hier handelt es sich um funktionelle Pathologie. Hier dürften schon vorher bestehende Blutänderungen bzw. Leberzusammenbruch anzuschuldigen sein. Ein Abbau der Organreflexe findet somit mancherorts statt.

Den Anfang der gesamten Sympathicuschirurgie der Gliedmaßen bildete die periarterielle Sympathektomie LERICHES. Dennoch gilt sie heutzutage fast vollständig als überholt. Woran liegt dies? Es wurde darüber gestritten, wie der Erfolg zustandekommt: durch Unterbrechung efferenter, autonomer Nerven oder werden afferente reflexbedingende Impulse aufgehalten? Neuerdings hat die Lehre von der Reflexunterbrechung wohl das Übergewicht, auch in bezug auf die Grenzstrangoperationen. Daß die periarterielle Sympathektomie sich im allgemeinen nicht hat behaupten können, liegt nicht an der nicht zu beanstandenden funktionell-pathologischen Grundlage, sondern an der zugrundeliegenden Unkenntnis der physiologischen Anatomie des peripheren autonomen Systems. Die sympathischen Fasern der Hintergliedmaßen sind eben nicht alle schon in der Adventitia der A. femoralis enthalten. Sie werden den Gefäßen auch weiter peripher zuerteilt seitens der großen Nervenstämme, des Ischiadicus, dessen Verzweigungen usw. Sämtliche autonomen Bahnen werden nur wirbelsäulennah am Grenzstrang erfaßt. Deshalb hat nur die zentrale Operation wegen des vorhaltenden Erfolges bei vasomotorischen und trophischen Betriebsstörungen Anerkennung gefunden.

Es liegen Versuche vor, die Migräne auf funktionell-chirurgischem Wege zu heilen, und zwar durch Exstirpation des gleichseitigen Halssympathicus, von der man sich mit Recht eine Vasodilatation verspricht. Die Erfolge waren nicht überzeugend; dies braucht uns keineswegs zu wundern, erfreuen sich doch vasodilatatorische und -konstriktorische Medikamente (Nitrite, Luminal, Ergotamin) beide eines gewissen Rufes bei der Migräne.

Man hat versucht die Gesichtsfelder der Retinitis pigmentosa durch Eingriffe am Halssympathicus zu erweitern. Die Erfolge waren gering wohl dadurch, daß die Arterienenge infolge Wandentartung meistens unwiderruflich war. Dennoch will man auf humoralem Wege, mittels Oestrin, demselben Leiden gegenüber etwas erreicht haben.

Die epileptischen Erkrankungen sind ein so heterogenes Gebiet, daß von einem einzigen Eingriff — am Halssympathicus — kaum ein (universeller) Erfolg erhofft werden konnte. Bestenfalls könnte man sich eine Verringerung der zugrundeliegenden „epileptischen Veranlagung" vorstellen. In dieser Arbeit wurde im allgemeinen der funktionellen, biologischen Betrachtungsweise in der Chirurgie das Wort geredet, weil bis vor kurzem anatomische, mechanische Konzeptionen zu ausschließlich herrschten, Funktionelles unterschätzt wurde. Doch ist auch wohl einmal das Umgekehrte geschehen, hat Überschätzung biologischer Fakta stattgefunden. So hieß es in der Skeletchirurgie, die *autoplastische* Operation des Schenkelhalses zeitige die besten Heilungsaussichten. Seitdem wurde klar, daß das damalige Übergewicht nicht der Autoplastik an sich zu verdanken war, doch lediglich der genauen operativen Einrichtung und Feststellung — somit rein mechanischer Therapie, die seitdem mit rostfreiem Stahl — ohne jede biologisch begründete Verträglichkeit — noch bedeutend überboten wird (van Gelderen). Übrigens genügt ohne Transplantation auch die einfache Umlagerung einer steilen in eine waagerechte Bruchebene des Schenkelhalses (Pauwels) — also etwas Anatomisch-Statisches zur Sicherung der Konsolidation. Auch sollte man hinter der sogenannten Marschfraktur (usw.), der Hauptsache nach nicht mehr suchen, als die aus der Technik (dem Stahlbau) bekannte Ermüdung des Materials, der nichts Biologisches anhaftet.

Sonstige Neuerungen.

Im Vorstehenden wurde der funktionellen Pathologie in der Chirurgie als vielversprechender Basis mehrerer chirurgischer Maßnahmen und Errungenschaften das Wort geredet. Das soll nicht auf eine Schmälerung der Bedeutung anderer Neuerungen hinauslaufen. Allerdings handelt es sich bei einem Teil derselben um praktisch-chirurgische Anwendungen der Ergebnisse nichtbiologischer, d. h. exakter Wissenschaften und Technik: der Elektrooperation; dem elektroakustischen Fremdkörpersuchen haftet fast nur ein physikalisches Verdienst an. Die Anwendung der Vitamine und Sulfonamide ist ein wahrer Triumph der (Bio-)Chemie. Die heutige metallene Osteosynthese ist das Ergebnis moderner Metallurgie. Die Traktotomie (Sjoqvist) in der Behandlung der Trigeminusneuralgie fußt in der neueren physiologischen Kenntnis der Anatomie des verlängerten Markes. Hier sind wir schon bei chirurgischen Fortschritten angelangt, die sich auf morpho-biologischen Tatsachen aufbauen. Die neuerdings aufgefundenen Knorpelknötchen (der Zwischenwirbelscheiben) als Ursache der gewöhnlichen Ischias und ihre sofortige und dauernde Heilung durch Exkochleation beruhen auf pathologisch-anatomischem Gewinn; so auch die Heilung einer Lentainfektion, deren Ursache neuerdings (bisweilen) in einem Infektherd am offen gebliebenen Ductus BOTALLI aufgedeckt wurde. Die elektrencephalographische Diagnostik der Hirngeschwülste (WALTER) macht sich physisch-physiologische Erkenntnisse dankbar zunutze. Mancher Fachgenosse möchte nur den operativ-technischen Gewinn (das erreichbar werden bisher unzugänglicher Erkrankungen: Bronchialkrebs, Speiseröhrencarcinom usw.) als rein-chirurgisch bewerten. Doch wäre jedenfalls alles einzubeziehen, was auf Herabdrückung des Operationsrisikos hinausgeht (Schockverhütung). Rein chirurgische Neuerungen, außerhalb der funktionellen Pathologie gibt es mehrere. Es handelt sich dabei meist um technischen Gewinn. Erkrankungen morphologischer Natur wurden erfolgreich angegriffen: Cysten des 3. Hirnventrikels, ganze Hirnlappen hat man erfolgreich entfernt. Die Bedeutung der Pneumonektomie (einer ganzen Lungenentfernung) oder Lungenlappenentfernung wegen Bronchektasis hat schon große praktische Bedeutung. Schließlich liegt die praktische Verwirklichung der Lungenembolektomie erst 18 Jahre zurück; die Embolektomie aus der Aorta abdominalis ist noch jüngeren Datums. Die endourethrale Prostataresektion und die Lithotrypsie à vue sind gleichfalls rezente Errungenschaften. Damit ist die Reihe noch keineswegs erschöpft. Dennoch scheint mir die Zeit der größten Lorbeeren, die im morphologisch-chirurgischen Gebiete gepflückt wurden, im großen und ganzen vorüber. Dementsprechend soll man sich nach anderer schöpferischer Betätigung in der Chirurgie umsehen, und da will mir die Förderung der funktionellen Pathologie auf physiologischer Basis erfolgreich scheinen. Die Möglichkeit (immer) größere Operationen ohne prohibitives Risiko durchzuführen, verdankt die Chirurgie nur zum Teil der technischen Vollendung; sonstige Maßnahmen, die den Anforderungen vegetativer Funktionen gerecht zu werden suchen, sind gleich wichtig. Auch dies führt zur funktionellen Pathologie in der Chirurgie hinüber.

Die althergebrachte anatomisch fundierte Chirurgie ist im allgemeinen nur ein respektables, doch jedenfalls zu beherrschendes Handwerk, dem allerdings sehr viele Menschen Leben oder Gesundheit verdanken; der wissenschaftlichen Medizin nützt sie im allgemeinen nicht oder nur ausnahmsweise. Die neuere funktionelle Chirurgie dagegen — sie ist allerdings noch nicht so sehr zur segenreichen Reihenarbeit geworden — setzt nicht nur neuere physiologische, manchmal funktionell betonte pathologische Gedanken in die chirurgische Tat um, sondern sie bietet auch öfters Anregungen und liefert Bestätigungen am Menschen von tierexperimentell ermittelter Pathologie. Sie dient nicht nur der Menschheit und der Medizin, sondern sie liefert der pathologischen Physiologie auch am Menschen erworbene Experimentaldaten, die der Wissenschaft sonst kaum je zur Verfügung kämen. Das wäre mit dem „Beitrag der funktionellen Chirurgie zur Pathologie" angegeben. Dafür gebührt der neueren Chirurgie der Dank mehrerer Teildiszipline der Medizin.

Aus Vorstehendem dürfte hervorgegangen sein, daß schon zahlreiche funktionelle Geschehen ein chirurgisches Aspekt erhalten haben. Relativ sind es immer noch wenige. Man könnte von der Überwindung des obligaten anatomischen Substrates in der Chirurgie sprechen. Daraus ergibt sich für die Zukunft ein ausgedehntes Arbeitsgebiet mit mehrfacher chirurgischer Aussicht. Man könnte sich als Chirurg darüber nur freuen: An den morphologischen Grundlagen der Chirurgie ändert sich kaum noch Wesentliches; ein Zuwachs ist auf diesem Boden nur noch in beschränktem Maß zu erwarten. Es ist wohl der Funktionspathologie vorbehalten, gestützt auf physiologische Kenntnis, die altehrwürdige Chirurgie zu neuem, besonders wissenschaftlichen Leben zu erwecken. Auf diesem Wege wird auch in Zukunft der Menschheit gedient! Und darauf sollten letzten Endes unsere Bestrebungen hinauslaufen. Sonst schafft noch so hoch entwickelte Technik nur großen Nutzen für heute. Künftige praktische Ausblicke zu ermöglichen, bleibt jedoch der chirurgischen Wissenschaft vorbehalten. Wie passen nun die bekannten Funktionsproben in die „funktionelle Pathologie" hinein? Diese Funktionsproben sind im Ergebnis keineswegs unabänderlich: sie sind eben nicht nur die getreue Abspiegelung unveränderlicher morphologischer Pathologie, sondern ihnen ist eine schwankende weil „funktionelle" Note beigemischt. Eine schlechte Nierenfunktion bedeutet somit noch keinen Dauerzustand; sie kann sich bedeutend, auch unerwartet, erholen. Entsprechendes gilt wohl auch von der erprobten Leberfunktion: sie sind nicht nur morphologisch bedingt.

Zusammenfassung.

Im Vorangehenden wurde an zahlreichen Beispielen dargetan, daß es auch in der Chirurgie eine funktionelle Pathologie im Sinne von Bergmanns gibt. Sie durchdringt die verschiedensten Gebiete unserer Fachdomäne. Je mehr die Funktionsstörung in den Vordergrund rückt, wie es für die funktionelle Pathologie bezeichnend ist, um so wichtiger wird auch die Beschwerde, d. h. die Anamnese des Kranken dem Untersuchungsbefund gegenüber. Sollte es gelingen, die Betriebsstörung als Ursache der Beschwerde irgendwie zu objektivieren, um so besser. Diese funktionelle Pathologie ist manchmal das Komplement der morphologischen Pathologie (Hueck), unrichtigerweise der „organischen", der sie sonst mehrfach gegenüberzustellen ist, indem der gestörten Funktion eine morphologische Ursache (vorläufig) abgeht oder an entferntem Ort entspricht.

Wie aus dem angeführten Material ersichtlich, handelt es sich in der funktionellen Pathologie um die Pathologie des vegetativen Systems im KRAUSschen Sinne; es umfaßt somit die neurovegetative, hormonale und ionale (humorale) Pathologie im weitesten Sinne, also mit Einschluß der Vitamine, deren Abgrenzung gegen die Hormone bisweilen schwierig ist. Ja sogar der Gegensatz Hormone — autonome Nerven hat seine Berechtigung teilweise verloren, wird doch bekanntlich der sympathische Nervenreiz dem Erfolgsorgan mittels Adrenalin übertragen, während es sich beim Parasympathicus anscheinend um einen cholinähnlichen Körper handelt (adrenergische bzw. cholinergische Nerven nach DALE). Manchmal ist dies mit korrelativer Pathologie gleichbedeutend. Und dabei braucht man sich oft nicht vor Eingriffen an sich völlig normalen Organen zu scheuen, deren Funktion geschwächt oder gar ausgeschaltet werden soll zur Wiedererlangung eines sonst — an anderem Ort — gestörten Betriebs-Funktionsgleichgewichts. Oft befaßt sich die funktionell begründete Chirurgie mit einem übergeordneten Organ oder organischen (morphologischen) Substrat, wie etwa beim Interrenalismus. Und sollte sich in diesem einmal nur der CUSHINGsche hypophysäre Basophilismus auswirken, wie in dem von CRILE auf das Exakteste dokumentierten Fall, so scheitert der Eingriff an der allerhöchsten Stelle (der Hypophyse) doch an der praktischen Unauffindbarkeit des basophilen Adenoms. Da soll sich die funktionelle Chirurgie mit dem nur als palliativ zu bewertenden Nebenniereneingriff zufrieden geben. In der funktionellen Pathologie des vegetativen Systems hat man im allgemeinen drei Behandlungsarten zur Verfügung: die autonom-innervatorische, die hormonale und die sonstige humorale (ionale) Vitamine. Die erstere ist obligat chirurgisch; die zweite ist chirurgisch oder medikamentös, die dritte ist meistens nicht chirurgisch. Doch sind auch hier die Grenzen nicht immer scharf. Der orthosympathischen Entnervung läuft die Anwendung des parasympathikomimetischen Acetylcholins (eines Hormons) so ziemlich parallel; ähnlich tritt Adrenalin in Konkurrenz mit schwer zu realisierender parasympathischer Denervation. Bevorzugt ist wenn möglich die am meisten als kausal anmutende Therapie, z. B. die Strumektomie beim Basedow; daneben gibt es allerdings die Sympathicuseingriffe, die Darreichung des Vitamin A und des Jods. Bei der Tetanie bevorzugt man je nach der Sonderform die Ansäuerung des Blutes, die Verabfolgung von Kalk, die endokrine Parathormonmedikation, die vitaminartige AT 10-Therapie oder vielleicht die Halssympathicusoperation zur Förderung der Epithelkörperchen bzw. deren Implantation. Bei der Angina pectoris hat man die Wahl, neuroregulatorisch (Ggl. stellatum) oder auf dem hormonalen Wege (Thyreoidektomie) chirurgisch einzugreifen. Die peripheren Gefäßleiden behandelt man mit Grenzstrangoperation oder hormonal (Kallikrein, Follikelhormon). Als letztes Beispiel führe ich den Diabetes an; neben dem anerkannten Insulin liegen Versuche mit Hefe (Vitamin B 1) Hypophysenchirurgie (kontrainsuläres Hormon) und Splanchnicusresektion (Nebennierenschwächung) und zuletzt mit Inselzellenadenomüberpflanzung vor. Nicht immer liegen die Verhältnisse so klar zutage: hinter dem Ulcusleiden vermutet wohl mancher — vgl. CUSHING — zu Recht eine zentralnervöse Ursache, von der sich jedoch eine chirurgische Therapie kaum je erhoffen läßt. Schließlich gibt es unzweifelhaft geänderte — auch übergeordnete — Funktionen, die dem entsprechenden Organ morphologisch zwar nicht anzusehen sind, doch mit demselben erwünschterweise in Wegfall geraten.

Namentlich im Bereich des vegetativen Systems (KRAUS) gibt es solche ausschließlich funktionelle Pathologie: humorale (hormonale, ionale). Doch auch das autonome Nervensystem und die von ihm gesteuerten Funktionen der glatten Muskeln, Drüsen und des Gefäßapparates gehören hierher. Mit chemischer Pathologie ist das oft gleichbedeutend. Meine funktionelle Pathologie in der Chirurgie befaßt sich demzufolge mit dem vegetativen System in der Chirurgie und mit der „Chirurgie des vegetativen Systems"; darin ist der Untertitel begründet.

Aus Unkenntnis oder vorgefaßtem Widerwillen wurde und wird noch manchmal eine morphologische Pathologie als gesichert angenommen, wo eine solche in der Tat nicht vorhanden, oder nur von nebensächlicher Bedeutung ist.

In der funktionell begründeten Chirurgie will die Hand des Chirurgen, geleitet von umfassender Kenntnis der Physiologie und der Funktionspathologie den Kranken dazu befähigen, in entsprechenden Fällen seine krankhaft veränderten Funktionen von neuem einzuregulieren. Wie kaum je in der althergebrachten, morphologisch begründeten Chirurgie hat in der funktionellen Experimentalarbeit die Fortschritte anzubahnen.

Schließlich gibt es bisweilen Grenzfälle, wo die Einreihung in das Gebiet funktioneller oder morphologischer Pathologie nicht absolut ist, kennt man doch normalanatomisch schon funktionelle Formen. Es ist zu gestehen, daß sich später einmal — vielleicht ultramikroskopische — Morphopathologie als Grundlage ergeben könnte, in den Fällen humoral oder neural gesteuerter, bisher als rein funktionell betrachteter Pathologie, denen heute ein anatomisches Substrat am Ort der Betriebsstörung abgeht. Dieser Hoffnung gebe sich derjenige hin, dem dies eine Denknotwendigkeit erscheint. Es wäre allerdings die Möglichkeit chemischer Substrate zu erwägen, das würde freilich zur Ultramikromorphologie hinüberführen. VON BERGMANN hat einmal in seiner prägnanten

Weise von der Charakterapotheke geschrieben und damit gemeint, der Charakter des Menschen sei zu einem guten Teil endokrin bedingt. Ich möchte dem hinzusetzen: es gibt auch eine Chirurgie des Charakters: neben den Erfolgen beim Basedow sind besonders diejenigen der Hypophysen-, Nebennieren- und Sexualdrüsenchirurgie in diesem Sinne hervorzuheben.

Die Pflege der funktionellen Pathologie ist auch in der Chirurgie berufen, an einer pathologischen Synthese mitzubauen. Sie nützt nicht nur wissenschaftlicher Erkenntnis, sondern auch in mehrfacher Hinsicht unseren Kranken, indem sie bisher ungeahnte operative Wege zeigt, die Wahl einer Operation oder auch die Unterlassung derselben beherrscht.

Die funktionelle Pathologie könnte weiter dazu beitragen, den Gegensatz des durchschnittlichen Mediziners und Chirurgen zu überbrücken. Der innere, oft in mehrjähriger Laboratoriumsarbeit erzogene Mediziner wägt, der Chirurg wagt, was seinem Charakter meistens mehr entspricht. Mehr Interesse an der Physiologie, wohl auch ausgiebige Schulung in Researcharbeit, würde ihm zweifelsohne die Achtung des inneren Kollegen eintragen und die gegenseitige Zusammenarbeit erleichtern. Nachdem das Nervensystem infolge ungenügenden Interesses an neurologischen Problemen dem Allgemeinchirurgen zusehends entfällt, sollte ihm doch besonders an inneren Fragestellungen liegen, damit ihm schließlich nicht nur die orthopädische Chirurgie neben den Routineeingriffen am Bauch übrigbleibt.

Es ist noch nicht so lange her, daß die Chirurgen um Gleichberechtigung mit den Vertretern der Medizin ringen mußten, um aus der Arbeitsgemeinschaft der Bader emporzusteigen. Man braucht sich nachträglich darüber nicht zu wundern, da die Chirurgie nicht nur dem Namen nach = sprachlich „Handwerk" war. Auch noch so hoch entwickelte Technik ist der wissenschaftlichen Medizin nicht ohne weiteres gleichzusetzen. Eine neue Bereicherung des Gedankeninhalts unseres Faches ist zweifelsohne der funktionellen Pathologie zu entnehmen.

Im Vergleich mit dem hohen wissenschaftlichen Wert der Entdeckung, Reindarstellung bzw. Synthese mehrerer Vitamine und Inkrete einschließlich des AT 10 ist die Bedeutung der Chirurgie auf innersekretorischer und verwandter funktioneller Basis keineswegs zu unterschätzen. Die medikamentöse Behandlung etwa mittels Insulin ist immer nur dem lebenslänglichen Tragen einer Prothese, nicht der operativen Pseudarthrosenheilung vergleichbar. Der letzterwähnten reiht sich z. B. die Hyperparathyreoidektomie bei der Ostitis fibrosa generalisata ebenbürtig an. Es ist allerdings einzugestehen, daß die chirurgische Implantation sogar derjenigen Organe bzw. Gewebe für die ein richtiger Bedarf vorlag bisher kaum Dauerhaftes geleistet hat, vielleicht wegen unterlassener Blutgruppenberücksichtigung: um mehr als Heilmitteldurante handelt es sich nicht. Einen Sieg über die Medizin hat die Chirurgie wenigstens in diesem Sinn noch nicht davongetragen.

Es fragt sich schließlich, wie sich die funktionelle Pathologie zur physiologischen Pathologie oder pathologischen Physiologie verhält; letzterer Name hat sich mehr durchgesetzt. Teilweise decken sich die beiden Begriffe. Die pathologische Physiologie studiert allerdings besonders die Funktionsänderungen infolge der als Hauptsache betrachteten Morphopathologie. Die funktionelle Pathologie — der dazu geprägte Name will grundsätzlich die gestörte Funktion als Hauptsache gewürdigt sehen — beschäftigt sich in reinster Form mit Funktionsstörungen (zunächst) ohne jede morphologische Grundlage. Doch wird auch die Korrelationspathologie infolge etwaiger entfernter Substrate miteinbegriffen. Handelt es sich dabei immer noch um eine nicht am Erfolgsorgan morphologisch begründete Betriebsstörung, also diesem gegenüber um funktionelle Pathologie.

Schlußwort. Desideratum.

Wenn es mir gelungen sein sollte, im Vorstehenden das Interesse an der funktionellen Pathologie als einem integrierenden, zur Synthese strebenden Bestandteil der Heilkunde zu erwecken, so wäre damit diese Arbeit belohnt. Auch weiß ich, daß eine Arbeit wie die vorliegende hier und da Ansichten bringt, die recht bald überholt werden können; von derselben kann ich mich also bestenfalls einen *vergänglichen* Erfolg erhoffen, allerdings soweit es sich nur um gesonderte Beispiele, nicht um den Grundgedanken handelt. Am Verfasser, der infolge gründlichster morphologischer Vorbildung vor etwa 15 Jahren auf das strengste und ausschließlich anatomisch dachte, hat sich diese Anerkennung nicht leicht vollzogen, um so schwieriger, als er seitdem aus einer exklusiv anatomisch technischen Chirurgenschule hervorgegangen ist.

Für den Verfasser dieser Arbeit hat sich die Abwendung von der reinen Morphologie zunächst aus den Ausführungen seines morphologischen Lehrers BOLK, in denen die Bedeutung der innersekretorischen Organe für die Morphogenese — besonders in bezug auf die phyletische Entwicklung — diskutiert und verfochten wurde. BOLK führte also korrelative Funktionen in die Morphologie ein; allerdings war dabei der Endzweck immer noch das Studium der Formgestaltung; doch auf jeden Fall trat Funktionelles in die (normale) Anatomie ein. Man kann nach der Ansicht des Verfassers VON BERGMANN nicht genug für die Herausgabe seiner „Funktionellen Pathologie" danken. Die Lektüre, ja das Studium derselben hat weiter entscheidend auf ihn gewirkt. Doch möchte er vorläufig nicht mehr als Interesse, nicht ohne Einsprüche, erregt haben, besonders in chirurgischen Kreisen. Verständnis, geschweige denn Anerkennung, wird sich daraus zweifelsohne später ergeben. Zum Schluß ist er sich dessen bewußt, daß der vorliegende Aufsatz — auch schon durch die fehlende naturphilosophische Note — nicht entfernt an das Niveau des magistralen Buches des Berliner inneren Klinikers heranreicht. Die Lektüre desselben möchte er auch den chirurgischen Kollegen wärmsten empfehlen.

Wenn auch nach SAUERBRUCH die anatomisch-mechanische Indikation dem Chirurgen zweifelsohne die gesichertsten Erfolge einträgt, so sind doch die Zeiten der ausschließlichen derart begründeten Chirurgie vorüber. Neben und an Stelle der damaligen Erschließung in anatomisch-technischem Sinn neuer Organe als Inhalt der Fortschritte ist die Funktionspathologie getreten.

In der Biologie des normalen Menschen hat neben der Lehre der Morphologie die Wissenschaft der Funktionen (die Physiologie) längst auch akademische Anerkennung gefunden. Die Biologie der Tierwelt hat sich dem erst mit großer Verspätung angeschlossen. Von der Biologie des kranken Menschen jedoch hat bisher nur die Morphologie eine Zentralstelle behauptet. Akademische Anerkennung wurde den pathologischen Funktionen nicht zuteil, wenn auch die praktische innere Medizin ihnen bedeutsames Interesse entgegenbrachte. Hier bleibt etwas nachzuholen: die amtliche Förderung der physiologischen Pathologie, der nicht nur gelegentlich in den inneren Kliniken, sondern an und für sich zu einer zweiten Zentralstelle in der medizinischen Fakultät zu verhelfen wäre. Als einem Teil derselben dürfte damit auch der funktionellen Pathologie, der Pathologie des ,,vegetativen Systems" auch in der Chirurgie genützt sein.

Solange ein zentrales Institut zur Erforschung der krankhaften Funktionen noch fehlt, müßte einer akademischen (chirurgischen) Klinik doch wenigstens ein physiologisches Laboratorium angegliedert sein. Denn den vielbeschäftigten Klinikern, insbesondere auch den körperlich schwer belasteten chirurgischen Klinikdirektoren fehlt — wenigstens bei uns — anscheinend die Zeit und sonstige Möglichkeit zur rein wissenschaftlichen Betätigung sowie zu deren Förderung. Und die ,,reine" Physiologie hat ihr eigenes, nicht klinisches Arbeitsgebiet.

Die ständige Mitarbeit eines Internisten, dem sich daraus auch wissenschaftliche Perspektiven eröffnen könnten, an der Chirurgischen Klinik (nebenbei zur Überwachung der Laboratoriumsarbeit der Analystin) wäre schon die geringste Erfordernis der Jetztzeit.

Schrifttum.

Adson und Mitarbeiter: Surg. etc. 62 (1936).

Beck: Trans. a. Stud. Coll. o. Physic. Philadelphia 7 (1939). — Berger: Nova Acta Leopoldina, N. F. 6 (1938). — v. Bergmann: Funktionelle Pathologie, Berlin 1936. — Bruger und Carter: Ann. Surg. 113 (1941).

Churchill und Cope: Ann. Surg. 104 (1936). — Colby: Surg. etc. 59 (1934). — Cushing: Balfour lecture 1931, Baltimore 1932. — Cutler und Hoerr: Ann. Surg. 114 (1941).

Dandy: Ann. Surg. 106 (1937).

Elman: Ann. Surg. 112 (1940).

Gage und Ochsner: Ann. Surg. 112 (1940). — Gännslen: Klin. Fortbildung 4 (1936). — Gask, Ross, Pässler: Chirurgie d. Sympath. Nervensystems, Leipzig 1936. — v. Gelderen: Mitt. Grenzgeb. Med. u. Chir. 44—45 (1936—1940). — Z. Kinderheilk. 58 (1936). — Arch. klin. Chir. 194 (1939); 204 (1942). — Goldblatt: J. of exper. Med. 67 (1938). — Gross: Ann. Surg. 110 (1939).

Hanke: Innere Sekretion u. Chirurgie, Berlin 1937. — Vitamine u. Chirurgie, Leipzig 1943. — Heilmeyer: Spezielle pathol. Physiologie, Jena 1940. — Hellmer: Z. Urol. 36 (1942). — Hess: Regulierung d. Atmung u. d. Kreislaufs, Leipzig 1930, 1931.

Kessel: Erg. inn. Med. 50 (1936). — Kirsch: Erg. inn. Med. 47 (1934). — Knothe: Die Dickdarmschleimhaut usw., Leipzig 1932. — Koller: Vitamin K., Leipzig 1941. — Kylin: Klin. Wschr. 1936, 1937.

Leriche: Chirurgie de la Douleur, Paris 1942.

Mc Lellan: Neurogenic Bladder, Springfield 1939. — Mandl: Arch. klin. Chir. 143 (1926).

Ochsner und de Bakey: J. amer. med. Assoc. 1940. — Orr und Helwig: Ann. Surg. 110 (1939).

Pässler: Megacolon u. Megacystis. Leipzig 1938. — Peet und Mitarbeiter: J. amer. med. Assoc. 115 (1940). — Peters und v. Slijke: Quantit. clinical Chemistry, I, London 1931. — Petzold: Chirurg 14 (1942). — Philippides: Chirurg 14 (1942).

Ravdin: Ann. Surg. 112 (1940). — Reinhard und Lauer: Dtsch. Z. Chir. 254 (1941). — Reischauer: Beitr. klin. Chir. 144—146 (1928—1929). — Rieder: Chirurg 14 (1942).

Sauerbruch: Arch. klin. Chir. 186 (1936). — Shaughnessy: Trans. med.-surg. Soc. Edinburgh 1938—1939. — Straub: Geneesk. Bladen (Haarlem, Holland) 1942.

Walter: Journ. Neurol. Psychiatr., N. S. 1 (1938). — Webb und Mitarbeiter: Ann. Surg. 104 (1936). — Wilder und Mitarbeiter: J. amer. med. Assoc. 89 (1927). — Wilmoth und Leger: Le Sinus carotidien, etc. Paris 1942.

Sachverzeichnis.